Karl Herbst

Kriminalfall Golgatha

Karl Herbst

Kriminalfall Golgatha

Der Vatikan,
das Turiner Grabtuch
und der wirkliche Jesus

Mit einer Einführung
von Bernd Marz

ECON Verlag
Düsseldorf · Wien · New York · Moskau

Bildnachweis beim Autor
Schutzumschlagfoto: Vernon Miller, 1978

Die Deutsche Bibliothek – CIP-Einheitsaufnahme

Herbst, Karl: Kriminalfall Golgatha: Der Vatikan, das Turiner Grabtuch und der wirkliche Jesus/Karl Herbst. Mit einer Einf. von Bernd Marz. – Düsseldorf; Wien; New York; Moskau: ECON Verl., 1992. ISBN 3-430-14355-1.

Inhalt

Zur Einführung

Der Autor und sein Anliegen

Karl Herbst, Jahrgang 1916, katholischer Priester, Seelsorger mit Leib und Seele, haben die Fragen nach dem »wirklichen Jesus« zeit seines Lebens umgetrieben: Wer war Jesus? Was wollte Jesus? Was tat Jesus? Welchem Gott glaubte Jesus? In seinem gleichnamigen Buch (»Der wirkliche Jesus. Das total andere Gottesbild«, Olten, 5. Aufl., 1991) hat er sich mit Leben und Botschaft des Jesus von Nazareth aus exegetischer und psychologischer Sicht auseinandergesetzt. Der Fernsehjournalist Franz Alt hat damals bekannt: »Durch die jahrzehntelangen Fußmärsche von Karl Herbst [auf der Suche nach Jesus] habe ich nicht nur einen neuen Zugang zu Jesus gefunden, sondern auch eine tiefere Freude und Dankbarkeit gegenüber Gott.«

In diesem Buch setzt der Autor seine Fußmärsche fort. Nicht in himmlischen Sphären, sondern hier auf dieser Erde. Mutig und unerschrocken wie ehedem. Seit über fünfzig Jahren ist Karl Herbst auf der Suche nach dem historischen Jesus. Dabei interessieren ihn auch historische Zeugnisse im Sinne uns überkommener Gegenstände. So befaßte er sich bereits vor Jahren mit dem Turiner Grablinnen, es selbst hat er als Zeuge befragt und zum Sprechen gebracht. Akribisch hat er Details zusammengetragen, Forschungsberichte studiert und deren Stimmigkeit überprüft. Dabei war er auch immer auf der Suche nach offiziellen Stellungnahmen der Kirche (des Papstes, des Erzbischofs von Turin, des Präfekten der

Glaubenskongregation) und vieler anderer. Bei der Sammlung und Wertung ihm zugänglicher Fakten ließ Herbst die Frage nach dem »Motiv«, dem inneren Beweggrund für die so oder anders vertretene Position nicht aus dem Blick. Wußte er doch zu gut aus eigener Erfahrung, wie sehr Kirchenführer, »um der guten Sache willen«, auch zu krummen Wegen fähig sind. Hierdurch wurde seine Grundhaltung der »Skepsis« geprägt, auch gegenüber kirchlichen Dogmen, die seinem »bäuerlichen Menschenverstand« (Herbst über Herbst) zuwiderlaufen.

Dieses gesunde Mißtrauen – philosophisch Interessierte mögen vom »methodischen Zweifel« sprechen – ließ Herbst hellhöriger sein als andere, ihn »zwischen den Zeilen« verlautbarter Texte mehr lesen als amtlich beabsichtigt war. So verfolgte der theologische Kriminalist, eine moderne Verkörperung des legendären Pater Brown, verschiedene Fährten, bis er auf die Spur im »Kriminalfall Golgatha« kam. Aus seiner nüchternen, auf Fakten konzentrierten Suche resultiert die Prägnanz und Kürze im Schreibstil. Ausschmückendes Beiwerk liebt der Autor nicht. Seine Recherchekorrespondenz (vgl. die Dokumente in diesem Buch) wird gegenüber den Befragten der biblischen Forderung »eure Rede sei ein Ja oder ein Nein« gerecht. Die Erwartung eindeutiger Antworten wurde aber häufig enttäuscht. Doch wer ausweichend reagierte, widerlegte nicht, sondern trug zur Intensivierung der Spurensuche bei. Am Ende waren nicht Personen, sondern die Spuren des Grabtuches selbst die sprechendsten Zeugen.

Herbst ist ein im Umgang mit Leichen Erfahrener. In den siebziger Jahren war er (nach seiner Zwangspensionierung 1971 unter Kardinal Bengsch) in der früheren DDR sechs Jahre lang Hilfskrankenträger. Zu seinen Aufgaben gehörte der Transport von Leichen. Der Satz des Glaubensbekenntnisses, »hinabgestiegen in das Reich des Todes«, wurde für den ehemaligen Dogmatikdozenten der Caritas, der nichts anderes getan hatte, als laut über den Sinn und die Verbindlichkeit kirchenamtlicher Dogmen nachzudenken, im übertragenen Sinne Wirklichkeit. Liegt hier ein weiterer Grund für seine Affinität zum Turiner Grabtuch? Nach eigenen Aussagen hat er »gerochen«, daß bei der Carbondatierung im Jahr 1988 ein »Schwindel« erfolgt sei. Die Indizien, die Herbst zusammengetragen hat und in diesem Buch vorlegt, haben seinen »Verdacht erhärtet«: Das Grabtuch mußte entmündigt werden, weil sonst Aussagen über den historischen Jesus möglich wären, welche christliche Grunddogmen auflösen würden – so seine Kernthese. Ist er ein moderner »Bilderstürmer«? Herbst ist sich jedenfalls bewußt, mit seinen Thesen die tradierte Theologie zu entlarven, »weil sich anhand des Grabtuches zeigen läßt, daß die paulinische Basis der Christenheit nicht stimmt«. Zugleich will er die Menschen zurückführen zu Jesus selbst: zu seiner Botschaft, zu seiner Menschenliebe und zu seinem bedingungslosen Gottvertrauen.

Der Autor bindet den Leser ein, verwickelt ihn in Sachverhalte, führt ihn behutsam entlang am Geländer der entdeckten Fakten, zwingt zur Stellungnahme und läßt dabei Freiraum zu eigener Prüfung und abweichender Meinung. Diskurs und Diskussion wünscht der Autor und die Bereitschaft seiner Leser, sich auf Gefährdungen und Wagnisse einzulassen.

Das Buch und sein Ziel

Herbst referiert nicht nur die Grabtuchforschung der neueren Zeit, er analysiert sie auch. Im Mittelpunkt seiner ausführlichen Diskussion stehen die Vorgänge um die Carbondatierung im Jahr 1988. Minutiös beschreibt Herbst Phasen und Abläufe der Probeentnahme und Untersuchung, er stellt die agierenden Personen, ihre (wissenschaftlichen oder kirchlichen) Hintergründe vor und widmet sich einer eingehenden Analyse des Objektes selbst: zunächst dem Textilstoff des in Turin aufbewahrten Grabtuches. Herbst macht den Leser vertraut mit textilkundlichen Termini wie »Kettfäden«, »Spitzfaden«, »Schußfäden«, legt zahlreiche Fotodokumente vor, zählt und mißt nach, um gemeinsam mit dem Leser Behauptungen überprüfen zu können.

Breiten Raum nimmt sodann die Klärung der Frage ein, welche Textilproben eigentlich in den drei wissenschaftlichen Instituten (Arizona, Oxford, Zürich) untersucht worden sind. Ein Vergleich mit dem Turiner Stoff zeigt: Die Institute haben die von ihnen untersuchten Proben völlig korrekt datiert, ins Mittelalter. Warum? Weil die ihnen vorgelegten Proben nicht vom echten, also Turiner Grabtuch stammten. Dabei kommt der Autor einer wundersamen »Tuchvermehrung« auf die Spur.

Doch geht es Herbst nicht nur um den Nachweis dieses Skandals einer Forschung am falschen Objekt, sondern auch um die Frage nach den Motiven der kirchlichen Auftraggeber. Um das Resultat vorwegzunehmen: Für den Autor besteht an der Echtheit des Turiner Grablinnens als des Grabtuches des historischen Jesus kein Zweifel. Dieses Grabtuch, insbesondere seine Blutspuren, läßt er als Zeuge für die Behauptung auftreten, Jesus habe sein Begräbnis körperlich überlebt – gemäß der Schrift, in der zu lesen ist: Er wachte auf (Mk 16,6). An dieser Stelle geraten die christlichen Glaubenssätze von Auferstehung und Himmelfahrt ins Wanken, ja, sie stürzen um. Der Christus des Glaubens wird vom Kopf auf die Füße gestellt, der ins Unendliche »erhöhte Herr« heruntergeholt auf den Boden des historischen Jesus von Nazareth, wo der Mensch wieder »Aug' in Aug'« mit ihm reden kann: »Wo auch nur zwei oder drei zueinander gekommen sind auf meinen Namen hin, dort bin ich wirksam gegenwärtig: mitten in ihnen.«

Von welcher Sprengkraft Herbsts These ist, wird besonders deutlich, wenn sie mit Aussagen des Papstes zur Auferstehung Jesu in eine unauflösbare Spannung gebracht wird. Nur wenige Monate vor Bekanntgabe der neuen Untersuchungsergebnisse am Turiner Grabtuch hielt Johannes Paul II. während einer Generalaudienz in Rom (25. Januar 1988) eine Katechese über die Auferstehung Jesu. Dabei interpretierte er Bibelstellen und Glaubensbekenntnisse, um schließlich als »Kronzeugen« des Beweisgrundes »ex factis« (so wörtlich!) der Auferstehung den Apostel Paulus (geb. 5–15, gest. um 64 n.Chr.) aufzurufen. Der Papst argumentiert, Paulus berufe sich bei der Auferstehung »auf die Augenzeugen des Geschehens. Seine Überzeugung von der Auferstehung Christi hat deshalb eine Erfahrungsgrundlage.« Gerade aber Paulus ist (historisch) der unzuverlässigste Zeuge. Er ist dem irdischen Jesus nie begegnet. Sein Korintherbrief (vermutlich aus dem Jahre 57 n.Chr.) enthält zwar das erste zusammenhängende schriftliche Zeugnis, aber nicht das älteste. Dieses Bekenntnis des Paulus lautet im 1. Korintherbrief 15, 3–5: »Überliefert habe ich euch vor allem, was auch ich überkommen habe: Der Messias starb für unsere Sünden – gemäß den Schriften. Und: Begraben ward er. Und: Auferweckt worden ist er am dritten Tag – gemäß den Schriften.«

Johannes Paul II. scheint aber selbst zu merken, wie unsicher der Boden ist, auf dem er sich bewegt; denn am Schluß seiner Ansprache zitiert er ausführlich die Begegnung Jesu mit zwei Jüngern in Emmaus (Lk 24,15–21), um daraus die Gewißheit der Auferstehung zu begründen. Wörtlich schließt der Papst mit den die verschiedenen Bibeltexte harmonisierenden Worten: »Alle diese miteinander übereinstimmenden Angaben in dem Text des Evangeliums *beweisen die Tatsache der Auferstehung*, die das Fundament des Glaubens der Apostel und des Zeugnisses ist, das im Mittelpunkt ihrer Verkündigung steht.« Im selben Jahr 1988 formuliert Karl Herbst seine Gegenthesen, die zusammengefaßt lauten:

● Für Paulus, der Jesus weder kannte noch kennen »lernen«

wollte, sei ausschließlich der *himmlische Christus* maßgebend gewesen, um zum Apostelamt berufen werden zu können.

- Eine Totenerweckung sei für Paulus deshalb *unverzichtbar* gewesen, weil nur in der mystischen Einheit mit dem als Sühneopfer getöteten und wiederauferweckten Christus die Auferweckung und Erlösung der Menschen theologisch verkündbar möglich werde.
- Paulus habe sich durch seine autoritäre Selbstbezeichnung als »Apostel, nicht bestimmt von Menschen oder durch einen Menschen« (Gal. 1,1) selbst entlarvt.
- So fragte er die Korinther:»Bin ich nicht Apostel? Habe ich nicht Jesus, unseren Herrn, *gesehen?*...Wenn ich für andere kein Apostel bin, so bin ich es doch für euch!« (1. Kor. 9,1f.) Wie Petrus habe auch Paulus in den Augen der Korinther als Apostel gelten wollen, obwohl er selbst dem irdischen Jesus nie begegnet sei.
- Es sei ein *theologiegeschichtliches Kuriosum,* daß heute gerade die kritischen Theologen bei ihrer Deutung von Jesu Kreuz und Auferweckung sich an Paulus als den Erstmaßgeblichen gebunden »fühlen«.

(Wer die theologische Thematik zum 1. Korintherbrief 15,3–5 vertiefen möchte, der sei hingewiesen auf Karl Lehmann, »Auferweckt am dritten Tag nach der Schrift. Früheste Christologie. Bekenntnisbildung und Schriftauslegung im Lichte von 1. Kor. 15,3–5«, Freiburg 1968.) Der heutige Bischof von Mainz und Vorsitzende der Deutschen Bischofskonferenz, Karl Lehmann, führte in einem Interview des Jahres 1992 wörtlich aus: Mit der »historischen Tatsächlichkeit« der Auferstehung Jesu Christi sei es »so eine Sache«. Die Auferweckung sei, »strenggenommen«, ein Geschehnis in der Sphäre Gottes, das im Kern nicht zu unserer (d. h. der menschheitlichen) Geschichte gehöre. Die provozierende These also des Autors, Jesus habe die Kreuzigung körperlich überlebt, mag (auf den ersten Blick, beim ersten Hören) befremdlich wirken. Sie kann in vermeintlicher Sicherheit behaglich bewohnte Glaubenshäuser zum Einsturz bringen. Doch Herbst ist viel zu sehr Seelsorger, als zulassen zu können, daß Menschen unter den einstürzenden Trümmern begraben würden. Er will sie nicht allein lassen und aller Hoffnung auf ein ewiges Leben in Gott berauben, sondern zeigen, wie Jesus selbst, der Menschensohn, seinem Gott vertraute. Herbsts pastorales Anliegen ist die Heilung »religiöser Verkrümmungen«, die er nicht nur heute, sondern bereits im Judentum und dann auch im Christentum erspürt und registriert hat. Um Heilung und Befreiung aber sei es Jesus gegangen – zu seiner Zeit und für alle Zeit.

Folgen Sie, lieber Leser, diesem Weg: neugierig oder skeptisch, überzeugt oder ratlos, treten Sie ein in einen ehrlichen und wahrhaftigen Dialog. Eines verspreche ich: Am Ende stehen Sie vor einem Gottesbild, das gütig ist, weil es die Geschöpfe mit dem Schöpfer versöhnt. Gott hat seine Schreckenszüge als strafender Richter verloren. Davon kündet schließlich auch das mysteriöse Bild auf dem Grabtuch – wenn es das Antlitz Jesu wiedergibt.

Ob dies zutrifft, ist an sich belanglos für Christen, war es auch für Herbst und ist es bis heute für mich. Aber für »Christenlehrer« ist es von höchstem Belang, weil sie ihrem obersten Lehrer Paulus folgend predigen sollen: Christus mußte sterben und mußte auferstehen, sonst seid ihr nicht erlöst!

Mit großer Spannung habe ich jedenfalls die Linien des Buches verfolgt, weil sie mir ebenso geradlinig wie von der seriösen Absicht und fachlichen Kompetenz des Autors gedeckt erscheinen. Der Sicherheit »historischer Zeugnisse« in Form handgreiflicher Reliquien bedarf ich persönlich nicht. Mir genügt der (innere) Weg der »Suche«. Denn: Wenn es Gott gibt, dann auch »in uns«, wo er vielleicht nur im »verborgenen« zu finden ist. Und wenn Jesus in der Kraft dieses Gottes (sitzend zur Rechten?) weiterlebt, dann genügt mir die Gewißheit, daß er vor 2000 Jahren mit seinen Füßen den Staub dieser vergänglichen Erde berührt und dadurch die Welt und alle Kreatur geheiligt hat.

Wenn Sie das Buch zu Ende gelesen haben, werden Sie mehr wissen als jetzt. Ich habe auf den folgenden Seiten skizziert, wie es mir bei der Lektüre ergangen ist, welche Gedanken, Einfälle, Gründe und Gegengründe mir durch den Kopf gingen. Mir wurde immer mehr bewußt, wie traditionsgebunden (je nach Herkunft und Erziehung), erfahrungsgeladen und auch widersprüchlich vieles ist, was wir in religiösen Fragen fest in Händen zu halten glauben. Am Ende ist es eigentlich nicht viel. Es sei denn, wir hätten den Mut, Spannungen auszuhalten, Polarität zu akzeptieren (die doch Prinzip allen Lebens ist!), um in einem beruhigten Vertrauen, in einer ursprünglichen, kreatürlichen und vitalen Gläubigkeit den Weg weiterzugehen, auf den wir von Beginn unseres Erdendaseins an gestellt wurden.

Als universale Sprache hat mir die Musik immer viel bedeutet. So habe ich also versucht, den Urstoff, aus dem der »Kriminalfall Golgatha« gewebt ist, in Einzelbestandteile zu zerlegen. Weil diese aber individuell verschieden empfunden, ausgelegt und gewertet werden können, ist die Lektüre *meiner* »Komposition« keine Voraussetzung zum Verständnis der Zusammenhänge im spannenden Wechselspiel von Vatikan, Grabtuch und wirklichem Jesus.

Elemente einer vielstimmigen Komposition

Präludium
Jesus und Christus

Die Geschichte des Jesus von Nazareth und des geglaubten Christus ist in den Herzen der Menschen so vielstimmig und tiefenschichtig wie ein Musikstück, wie eine Symphonie mit

Kontrapunkten und einem Cantus firmus. Die Spannungsbögen zwischen Geschichte, Historie, Glaube und persönlichem Empfinden markieren Pole und *einen* in ihrer polyphonen Gesamtheit doch zugleich, was auf den ersten Blick getrennt erscheint.

Schon an diesen beiden Sätzen könnten Fachleute Anstoß nehmen. Aus der Theologie höre ich den Einwand, der historische Jesus von Nazareth sei nicht zu trennen vom Christus des Glaubens; oder auch: Die Geschichte des Glaubens an Christus müsse getrennt werden von der Geschichte des historischen Jesus. Historiker werden sagen, der Christus des Glaubens sei historisch ohne Belang. Und der historisch arbeitende Bibelwissenschaftler mag, nachdem er sorgfältig »Quellen« voneinander geschieden hat, bemerken, historisch lasse sich dies und jenes erweisen, doch entscheidend und für alles maßgebend sei der Glaube der Kirche. Das Lehramt (von Papst und Bischöfen) entscheide über »was« und »warum« der Glaubensinhalte und Glaubensgründe. Wie dem auch sei, ich versuche selbst zu denken – nachdem ich zugehört und gelesen habe –, selbst zu urteilen – nachdem ich gesammelt, gesichtet, bewertet habe. Ich bin im Kolumbusjahr 1992 ein Zeitgenosse dieses zu Ende gehenden Jahrhunderts, in dem die Welt, so will es die katholische Kirche, neuevangelisiert werden soll. Als hätten die Menschen auf dieser Erde schon jemals in der Vergangenheit »evangelisch«, d. h. evangeliumsgemäß gelebt! Und ist das vielgepriesene »christliche Abendland« nicht weitgehend längst als fromme Fiktion enttarnt?

In einer Zeit zunehmend drängender existentieller Fragen und eines ungeheuren Aufbruchs auf der Suche nach Sinn brauchen wir heute also keine glorifizierenden Ikonen, welche die Ursprünge und Wirklichkeiten fromm übertünchen (vgl. den heutigen »Überbau« der Jerusalemer Grabeskirche im Verhältnis zur »Grabesgruft« des Josef von Arimathäa). Die Menschen suchen Wahrheit und setzen auf Wahrhaftigkeit. Antworten, die zukleistern, sind ihnen suspekt, »Sprüche«, die zum Leben (ihrem Leben!) nicht taugen, sind ihnen zuwider. Die großen Zeremonien einer Nach-Bestattung Friedrichs des Großen beispielsweise oder einer Ausstellung des Heiligen Rocks in Trier berühren mich wenig. »Brot und Spiele« hätte ein antiker Römer dazu gesagt, Schauspiele fürs »gemeine« Volk.

Was also soll vor diesem Hintergrund eine Beschäftigung mit dem Turiner Grabtuch? Hat Jesus selbst nicht einmal gesagt, die Toten sollen ihre Toten begraben? Also, vergeudete Zeit, unnütze Konzentration auf Unwesentliches, Streben nach scheinbarer Sicherheit in der Ungesichertheit christlichen Glaubens? Als mir dann jedoch Karl Herbst die Geschichte seines rekonstruierten »Kriminalfalls Golgatha« erzählte, erwachte meine Neugier. Die Zeit einer spannenden Auseinandersetzung begann.

1. Satz, pressante
Der frühe Tod des Jesus von Nazareth

Rund drei Jahrzehnte dauerte das irdische Leben des Jesus von Nazareth. Dann war für ihn die Zeit gekommen, fortan als »erhöhter Christus« seit nunmehr 2000 Jahren im Mittelpunkt der jüngsten Weltreligion zu stehen. Was aber bedeuten angesichts einer erdgeschichtlichen Entwicklung von über 15 Milliarden Jahren und einer menschheitlichen Evolution von weiteren 4,5 Milliarden Jahren diese 33 Lebensjahre Jesu oder auch die 2000 Jahre Christentum? Es sind dies doch nur Sekunden innerhalb der zeitlichen Gesamtrelation. Deshalb: Warum hat Gott, der Ewige, ausgerechnet »im Jahr X seiner Ewigkeit« die Welt erschaffen und erst rund 20 Milliarden Jahre später seinen eigenen Sohn, geboren von Maria, einer jungen Frau, im Lebensalter von 33 Jahren an den Schandpfahl des Kreuzes geliefert, damit dieser die Welt erlöse? Ein erbärmlicher Gott, so scheint mir, weil er doch, für die Menschen all dieser Zeiten erfahrbar, kein Erbarmen kennt. Ein Gott in Not, weil er doch keine Not verhindert. Ein unfähiger Gott, weil er doch keine Allmacht zeigt. Was wir sehen, sind die Nöte der Menschen: Angst, Ohnmacht, Krankheit, Tod. – Unwiderruflich?

Vom Schöpfer- und Erlösergott

Könnte es sein, daß Gott mit Gott im Streit liegt, der Vater als »Schöpfer« mit dem Sohn als »Erlöser«? Marie Noël, eine französische Mystikerin unserer Zeit, ist diesem Gedanken einmal nachgegangen. Ihren Aufschrei, ihre Klage hat sie in die Worte gefaßt: »Wenn nur Christus die Welt erschaffen hätte! Wenn der Geist Christi die Welt erschaffen hätte! Aber die Schöpfung ist nicht christlich. Ganz und gar aufgebaut auf der Notwendigkeit, daß eine Kreatur die andere mordet. O Christus! Ich nehme es still hin, nichts zu verstehen. Ich beuge das Haupt vor diesem schrecklichen Dunkel des Anfangs. Was wäre Gott für uns, wenn er nicht dunkel wäre. Aber sieh, wie wir das zerstampfte Schlachtfeld sind, die unheilbar Verwundeten dieses Gotteskampfes zwischen Dir, der Du sagst: ›Liebet‹, und Deinem Vater, der sagt: ›Tötet‹. Versöhnt Euch wieder, o Sohn, o Vater! Solange Ihr nicht versöhnt sein werdet, wo wird mein Friede sein?« (»Erfahrungen mit Gott«, S. 102). – Aber Herbst sucht die Fakten, statt zu klagen.

Ein anderes Jesusbild

Unser Jesus- und Christusbild ist erhaben und groß. Jeshua von Nazareth hört posthum auf »christologische Hoheitstitel«: Sohn Gottes, Welterlöser, Gesalbter, Heiland. Doch die Theodizeeproblematik, die Frage also, warum Gott, der Allmächtige, der Allwissende, der Allbarmherzige, dennoch das Leid, das Sterben und den Tod auf dieser Erde zuläßt, blieb dennoch unbeantwortet – bis heute. Gott dort »oben«, wir Menschen hier »unten«.

Schon früh hat mich die Beschreibung der Abendmahlsgeschichte durch den evangelischen Christen Dag Hammarskjöld angesprochen. In ihr erscheint Jesus so, wie er sich selbst sah. Als Menschensohn. »Hören« und empfinden Sie doch einmal – in aller Ruhe – die »neue Melodie« im folgenden Text:

»Ein junger Mann, streng in seiner Lebenshingabe. Der ihm am nächsten war, berichtet, daß er an seinem letzten Abend vom Mahl aufstand, sein Gewand ablegte und die Füße seiner Gefährten und Begleiter wusch – ein junger, strenger Mann, einsam vor seinem endgültigen Geschick.

Er hat das kleine Spiel um seine – seine! – Freundschaft gesehen. Er wußte, daß keiner der Gefährten einsah, warum er so handeln mußte, wie er es tat. Er verstand, wie verängstigt sie sein würden und wie sie zweifeln würden. – Und einer von ihnen hatte ihn angezeigt und würde wohl bald der Polizei das Zeichen geben.

Er setzte auf eine Möglichkeit seines Wesens und seines Schicksals, die er erahnt hatte, als er aus der Wüste zurückkam. Wenn Gott etwas vorhatte mit ihm, würde er nicht versagen. Erst seit kurzem glaubte er klarer zu sehen und hatte verstanden, daß der Weg der Möglichkeit der des Leidens sein könne. Wissend indessen, daß er ihm folgen müsse, zweifelnd, ob er ›derjenige, welcher‹ sei, war er sich klar, daß die Antwort nur gefunden werden konnte, wenn er dem Weg der Möglichkeit folgte. Das Ende konnte ein Tod ohne Bedeutung sein – über das hinaus, daß er das Ende der Möglichkeit war.

Der letzte Abend also. Ein strenger, junger Mann: ›Wisset ihr, was ich mit euch getan habe? Jetzt sag ich es euch, ehe denn es geschieht. – Einer unter euch wird mich verraten. – Da ich hingehe, kannst du mir diesmal nicht folgen. – Solltest du dein Leben für mich lassen? Wahrlich. – Meinen Frieden gebe ich euch. – Aber auf daß die Welt erkenne, daß ich den

Vater liebe und ich also tue, wie der Vater geboten hat. Steht auf und laßt uns von hinnen gehn.‹

Ist der Held in diesem ewigen, brutal einfachen Drama ›Gottes Lamm, das der Welt Sünde trägt‹? Beherrscht vom Glauben an eine geahnte Möglichkeit – im Sinn Gottes, im Sinn eines Opfertiers, im Sinn des Erlösers. Ein junger Mann, streng in seiner Hingabe an das Leben, der den Weg seiner Möglichkeit ohne Selbstbedauern oder ein Bedürfnis nach Mitleid zu Ende geht in das selbstgewählte Schicksal, auch die Gemeinschaft opfernd, als die anderen nicht in eine neue Gemeinschaft folgen.« (»Zeichen am Weg«, S. 42 f.)

Soweit der Christ Dag Hammarskjöld, früherer Generalsekretär der Vereinten Nationen († 1961).

Jesus war ein freier Mann

Der als moderner Mystiker gerühmte Hammarskjöld zeichnet ein Jesusbild, das unter Berufung auf eine lange theologische Tradition die *freie* Entscheidung des Mannes aus Nazareth zum Kreuzestod *voraussetzt.* Der grausame, blutrünstige Opfergott, der vor dem Leben und dem Leiden seines eigenen Sohnes nicht haltmacht, ist von der Mär seines kannibalistischen Hungertriebes befreit: »Das ganze Ereignis seines [Jesu] Lebens und seines Martyriums und seines Todes war frei, angenommen, freiwillig und gewollt. Bis zum letzten Augenblick war er frei, nicht zu sterben für das Heil der Welt. Sein ganzes Leben lang und bis zum letzten Augenblick war er frei, die Prophetien nicht zu erfüllen« (Charles Péguy). Unter Berufung hierauf notierte Hammarskjöld vor 25 Jahren, am 7. April 1957: »Besaß die Opferhandlung Hoheit und Sinn, wenn sich der Geopferte selbst unter dem Heiligenschein des Märtyrers sah? Was wir hinzufügen, gab es nicht für ihn. Und dies müssen wir überwinden, um seinen Befehl [das nämlich, was Jesus wirklich wollte] zu hören.« (a.a.O. S. 83)

Erste Violine, languendo
Die Bibel kennt viele Komponisten

Wer schon einmal in einem Orchester mitgespielt hat, weiß, daß er im Zusammenklang der Instrumente nur eine Stimme unter vielen spielt. Harmonie und Dissonanz wechseln. Die Komposition erscheint dem Hörer als Einheit – getragen von vielen Einzelstimmen. Denken wir bei unserem Thema – nach dem Vorspiel – an ein Streichquartett, beispielsweise an Kompositionen von Brahms, weil die so schön traurig sind. Sie passen zur Stimmung von Karfreitag, wie sie in den Evangelienberichten vermittelt wird. Doch auch diese »Musik« der Evangelien ist Komposition. Da gibt es »harmonische«, übereinstimmende Aussagen und Disharmonien, Gegenläufe und Widersprüche. Die Bibelforscher sind schon lange an der Arbeit, die Einzelstimmen auseinanderzusortieren: Worauf hat der Evangelist bereits zurückgreifen können? Was stammt von ihm selbst? Und was von einem ersten oder gar zweiten Redaktor? So vermittelt auch die »Musik der Evangelien« ein vielschichtiges Bild darüber, wie es damals gewesen sein *könnte*. Da gibt es in der »Bibelkomposition« die Frage des Pontius Pilatus an Jesus von Nazareth: »Bist du der König der Juden?« Antwort: »Du sagt es.« Aha, so wissen wir seither: Jesus selbst hat sich als König der Juden verstanden. Und die Aufschrift INRI am Kreuzesbalken (= Jesus von Nazareth, Rex Judaorum), ist sie nicht Beweis genug?

Zweite Violine, lamentabile
Ein Jesusbild zerbricht

Jesus steht vor Pilatus, dessen Frau des Nachts einen bösen Traum hatte. Da steht dieser erbärmliche Mensch: ausgegeißelt, zum Spott geschmückt mit einer Dornenkrone. Er sieht nicht so aus, als ob er irgendwelche Macht hätte. »Bist du der König der Juden?«, will Pilatus dennoch wissen. »Das sagst *du«*, lautet die Antwort des Verhörten. Die Harmonie unseres Christusbildes ist gestört. Jesus selbst hat es ins Wanken gebracht mit seiner Antwort:»Du, Pilatus, hast mich gefragt, ob ich der König der Juden sei. Ich selbst habe das nie von mir behauptet.«

Viola, staccatissimo
Das»wörtliche«Verhör durch Pilatus

Anders als in den (älteren) synoptischen Evangelien (des Markus, Matthäus und Lukas) überliefert Johannes angeblich (18,33–38 a) einen»wörtlichen«Dialog:

Pilatus: Du bist der König der Juden?
Jesus: Sagst du das aus dir oder haben andere es über mich gesprochen?
Pilatus: Bin ich denn ein Jude? Deine Volksgemeinschaft und die Hohenpriester haben dich mir ausgeliefert. Was hast du getan?
Jesus: Mein Königtum ist nicht von dieser Welt. Wenn von dieser Welt mein Königtum wäre, so hätten meine Amtsdiener gekämpft, daß ich den Juden nicht ausgeliefert worden wäre. Nun aber ist mein Königtum nicht von hier.
Pilatus: Also bist du doch ein König?
Jesus: Das sagst du. Ich bin ein König. Ich – ich bin dazu geboren und dazu in die Welt gekommen, daß ich für die Wahrheit zeuge. Jeder, der aus der Wahrheit ist, hört meine Stimme.
Pilatus: Was ist Wahrheit?

Violoncello, basso ostinato
Der Weg über Golgatha ins Grab

Und das Kreuz sich selber tragend, zog er hinaus an die sogenannte Schädelstätte, hebräisch Golgota genannt. Und dort kreuzigten sie ihn. Und mit ihm zwei andere, hüben und drüben, in der Mitte aber Jesus. Pilatus schrieb aber auch einen Straftitel und setzte ihn auf das Kreuz. Da war geschrieben: Jesus der Nazoräer, der König der Juden. Diesen Straftitel lasen nun viele von den Juden; denn nahe bei der Stadt war der Ort, wo Jesus gekreuzigt wurde. Und geschrieben war hebräisch, lateinisch, griechisch. Sagten nun die Hohenpriester der Juden zu Pilatus: Schreib nicht »Der König der Juden«, sondern »Der hat gesprochen: Ich bin der König der Juden«. Antwortete Pilatus: Was ich geschrieben habe, habe ich geschrieben.

Danach – obwohl Jesus wußte, daß alles schon ans Ziel gekommen war – sagt er, damit die Schrift vollkommen würde: Ich dürste. Ein Gefäß voll Essigwein stand da. Sie steckten nun einen Schwamm voll mit dem Essigwein auf einen Ysopstengel und brachten ihn an seinen Mund. Als Jesus nun den Essigwein genommen hatte, sprach er: Es ist ans Ziel gekommen! Dann neigte er den Kopf und übergab den Geist.

Danach aber bat Josef aus Arimathäa, der ein Jünger Jesu war – aber ein heimlicher, aus Furcht vor den Juden – den Pilatus, daß er den Leib Jesu wegholen dürfe. Und Pilatus gestattete es. Er kam nun und holte seinen Leib. Es kam aber auch Nikodemus – der das erstemal nachts zu ihm gekommen war – und brachte eine Mischung aus Myrrhe und Aloe, etwa hundert Pfund. Sie nahmen nun den Leib Jesu und banden ihn samt den Duftkräutern in Leinentücher, wie es Begräbnisbrauch ist bei den Juden. An dem Ort aber, wo er gekreuzigt worden, war ein Garten, und in dem Garten ein neues Grab, darein noch niemand gelegt worden. Dorthin also legten sie Jesus, wegen des Rüsttags der Juden – weil das Grab in der Nähe war.

Solovioline, Cadenza Johannis
Das leere Grab

Am ersten Wochentag aber, früh – noch dunkel war es –, kommt Maria aus Magdala zum Grab und erblickt den Stein vom Grab weggenommen. Sie läuft also und kommt zu Simon Petrus und zu dem anderen Jünger, dem Jesus Freund war, und sagt zu ihnen: Den Herrn haben sie aus dem Grab genommen, und wir wissen nicht, wo sie ihn hingelegt haben. Also zogen Petrus und der andere Jünger hinaus und gingen zum Grab. Die beiden liefen zugleich. Der andere Jünger aber lief schneller – Petrus voraus – und kommt als erster zum Grab. Und er bückt sich hinein und erblickt die Leinentücher liegen – hinein aber ging er nicht. Nun kommt – ihm folgend – auch Simon Petrus. Und er ging ins Grab hinein. Und er schaut: Die Leinentücher liegen da, aber das Schweißtuch, das auf seinem Kopf war, lag nicht bei den Leinentüchern, sondern abseits, zusammengewickelt an einem Platz. Dann kam auch der andere Jünger hinein, der als erster ans Grab Gekommene; er sah und glaubte.

Intermezzo, allegro spiritoso
Die Zweifel des »ungläubigen Thomas«

Im »Prolog« des Johannesevangeliums (1,14) steht die auf Jesus bezogene Zentralaussage christlichen Glaubens: »Und das Wort ist Fleisch geworden und hat unter uns gewohnt, und wir haben seine Herrlichkeit geschaut, die Herrlichkeit des einzigen Sohnes vom Vater, voll Gnade und Wahrheit.«
Die Menschwerdung wird – in Abwehr der doketischen Auffassung, wonach Jesus nur einen »Scheinleib« gehabt habe und also nicht wirklich physisch ans Kreuz genagelt worden

sei – in diesem Evangelium ganz real begriffen. Der Logos, das Wort ist Mensch *geworden*. So sehr Mensch, daß die Identität des Jesus-Leibes am Kreuz mit dem Auferstehungsleib bei der Jüngerbegegnung als erwiesen geschildert wird: »Weil du mich gesehen hast, glaubst du.«

2. Satz, *andante maestoso*
Die Verheißung der Kraft

Seinen Sendboten stellte er sich nach seinem Leiden durch viele Beweise als Lebender dar, indem er sich ihnen vierzig Tage hindurch zu sehen gab und über das Königtum Gottes redete. Und im Umgang mit ihnen wies er sie an, sich nicht mehr von Jerusalem zu trennen, sondern die Verheißung des Vaters abzuwarten: Die ihr gehört habt von mir. Johannes hat mit Wasser getauft, ihr aber werdet in heiligem Geist getauft werden – nicht lange nach diesen Tagen. Die nun, die zusammengekommen waren, fragten ihn und sagten: Herr, ob du in dieser Zeit für Israel das Königtum wiederherstellst? Sprach er zu ihnen: Nicht eure Sache ist es, Zeitlauf und Zeitpunkt zu kennen, die der Vater gesetzt in ureigener Vollmacht. Aber Kraft werdet ihr empfangen, wenn der Heilige Geist über euch kommt. Und ihr werdet meine Zeugen sein in Jerusalem und in ganz Judäa und Samarien und bis an das Ende der Welt.

Erste Violine, perdendosi (con sordino)
Auf einer Wolke in den Himmel?

Und nachdem er das gesprochen, blickten sie auf: Und er ward emporgehoben, und eine Wolke nahm ihn auf – aus ihren Augen fort. Und während sie sich dem Himmel zuwandten, wie er dahinfuhr – da! Zwei Männer standen neben ihnen in weißen Kleidern. Und die sprachen: Ihr Männer von Galiläa! Was steht ihr da und blickt zum Himmel? Dieser Jesus, der von euch fort in den Himmel Hinaufgenommene – er wird so kommen, wie ihr ihn in den Himmel gehend geschaut habt.

Zweite Violine, con Passione
Ein kirchenamtliches Zwiegespräch zu den Themen »Kreuzestod« und »Himmelfahrt«

Erzbischof: Der Kreuzestod Jesu ist ein historisches Faktum.

Priester: So ist es.

Erzbischof: Ich kann nicht sagen, daß Jesus wirklich am Kreuz gestorben ist, sei völlig unwichtig, sondern wichtig sei nur die Bedeutung.

Priester: Es gibt so gut wie kein Detail außer dem Brutum factum, daß vermutlich die Römer Jesus hingerichtet haben, das wir historisch finden könnten.

Erzbischof: Sie gehen von falschen Voraussetzungen aus.

Priester: Wieso? Ich zitiere.

Erzbischof: Die Texte der Evangelien berichten uns wahr und wirklich, was im Leben Jesu gewesen ist.

Viola, passionato

Priester: Lukas will ganz sicher in der Apostelgeschichte am Anfang historisch die Zeit der Erscheinungen als beendet erklären, und er will historisch zeigen, daß Jesus in den Himmel auffuhr. Ich selber habe noch beim damals bekanntesten Fundamentaltheologen gehört, daß Jesus wirklich fotografierbar historisch in den Himmel auffuhr in Anpassung an die Vorstellungswelt seiner Zeit und daß Lukas insofern ganz korrekt berichtet habe. Entspricht dies dem, was Sie gerade meinen?

25

Erzbischof:	Ich weiß es nicht ganz sicher, was Lukas meint.
Priester:	Noch einmal: Daß wir also über ein ganz wichtiges Datum, die Himmelfahrt Jesu, Grund eines eigenen kirchlichen Festes, historisch gar nicht Bescheid wissen müssen, und dürfen es trotzdem glauben, sagen Sie gerade. Sie wissen es nicht, ich weiß es auch nicht.
Erzbischof:	Ich weiß nicht, ob das historisch nachzuweisen ist; das ist vieles nicht. Das können Sie auch nicht.
Priester:	Dann ist der ganze Bericht aber nicht der von Augenzeugen, die einander sehen konnten, so wie wir uns jetzt gerade sehen, sondern es ist eine Glaubenserfahrung, die symbolisch mitgeteilt wird außerhalb des historischen Anspruchs.

(Aus einer Protokollmitschrift des Jahres 1990)

Violoncello, andante moderato
Spricht die Theologie von Gott?

Leben – Leiden – Sterben – Tod. Geschichte – Historie – Symbol – Glaube. Auferstehung – Himmelfahrt? Gottes Antlitz ist finster geworden. Das Bild des Vatergottes hat sich verdunkelt. Können die Theologen, jene Fachschaft der »Gottesgelehrten«, es überhaupt aufhellen und zum Leuchten bringen? Analyse des aufrichtigen Zunftgenossen Fridolin Stier († 1981), katholischer Professor für Altes Testament in Tübingen: »Unserem Sprechen ›von‹ Gott ist Gott nicht gegeben. Inwiefern ist also Theologie Sprechen von Gott? Sprechen von Gott könnte nur einer, zu dem Gott von sich gesprochen hat. Wenn nun der, zu dem Gott gesprochen hat, davon zu mir spricht, daß Gott zu ihm von sich gesprochen habe, so kann ich ihm das glauben und also glaubend sagen, daß Gott zu dem und dem gesprochen hat. Im Glauben also spreche ich nicht von Gott, sondern davon, daß der und der zu mir davon gesprochen hat, Gott habe zu ihm von sich gesprochen. Im Glauben an das ›Zeugnis‹ dieses Menschen ist der Theologie Gott ›gegeben‹. Wovon spricht sie also, wenn sie sagt, sie spreche von Gott?« (»Vielleicht ist irgendwo Tag«, S. 25). In diesem Steinbruch »zu glaubender Wahrheiten« gräbt Herbst nach Fakten.

3. Satz, Finale, pomposo
Zur Bedeutung von Reliquien

In dem Bemühen, einer vorbildhaften Person und der ihr innewohnenden (göttlichen) Kraft »habhaft« zu werden, richtet sich menschliche Verehrung auch auf Gegenstände. Reliquien (= reliquiae), also »Überbleibsel« vom Körper, von Kleidern oder Gebrauchsgegenständen gibt es in allen Religionen, deren Stifter oder vorbildliche Vertreter bekannt sind. Zu den in der Volksfrömmigkeit des Katholizismus am meisten verehrten Reliquien gehört das Turiner Grabtuch.

Erste Violine, fermanente
Das Grabtuch von Turin

Godefroy I., Herr von Charny in der Champagne (Frankreich), Gründer des 1353 geweihten Chorherrenstiftes in Lirey, schenkt diesem Stift ein ganzes Stück, das die Rücken- und Vorderansicht eines ca. 180 bis 183 cm großen, nackten, schwerverletzten Mannes in Begräbnishaltung – unscharf und gespenstisch wirkend – erkennen läßt. Auf dem Abbild finden sich Blutspuren an Stirn, Hinterkopf, Handgelenken, Unterarmen und rechter Brust. Das Tuch wird nachweislich seit 1350 als Grabtuch Jesu verehrt. Kirchliche Stellen widersprechen damals mit der Begründung, die dargestellten Konturen seien als Malerei entlarvt. Die Bezeichnung »Grabtuch Christi« wird untersagt. Doch die Verehrung des Linnens bricht nicht ab. In der Volksfrömmigkeit ist sie bereits für das 6. Jahrhundert bezeugt. Um 1449 kaufen die Herzöge von Savoyen das Leintuch. Es wird bis zum Jahre 1478 in der Schloßkapelle von Chambéry, seit 1578 in einer Kapelle des Turiner Domes aufbewahrt.

Zweite Violine, fioco
War das Grabtuch früher in Konstantinopel?

Bereits im Jahre 1203 wird in der Marienkirche des Blachernenpalastes von Konstantinopel ein Grabtuch mit der erkennbaren Jesusgestalt bezeugt. Das Tuch kann durch französische Teilnehmer des 4. Kreuzzuges ab 1204 in den Westen gekommen sein. Die Identität dieses Tuches mit dem später in Turin verehrten ist nicht eindeutig bezeugt, wird aber von vielen Forschern angenommen. Wenn aber unzweifelhaft feststeht, daß das Grabtuch das eines Gekreuzigten ist, dann spricht vieles dafür, daß es der Zeit *vor* Konstantin (um 280–337 n. Chr.) angehört (der die Kreuzesstrafe im Römischen Reich abgeschafft hat). Fest steht, daß die Existenz dieses Tuches zu Zeiten Kaiser Justinians († 565) bezeugt wird. Man nannte es damals auf griechisch »Ancheiropoieton«, d. h. »nicht von Hand gemacht«.

Viola, musica ficta
Wundersame Reliquienvermehrung

Auf welch unsicherem historischen Boden die Reliquienverehrung ganz allgemein zu sehen ist, führt Horst Herrmann in seiner (unverwechselbaren) Polemik vor Augen: Vom »Kreuz des Herrn« sei so viel übriggeblieben, daß aus den Holzsplittern Schiffe gebaut werden könnten. Er sieht die Zeit noch nicht gekommen, »da selbst Heilige nur zwei Arme und zwei Beine haben wie andere Menschen«. Von 19 überprüften Heiligen existierten noch heute in Kirchen und Kapellen 121

Köpfe, 136 Leiber und eine stupende Fülle anderer Glieder. Herrmann nennt an Beispielen, daß der hl. Stephan in seinen besten Zeiten 13 Arme, der hl. Philippus ein Dutzend, der hl. Vincenz zehn, der hl. Andreas 17 besessen hatte. (Vgl. »Kirchenfürsten«, S. 306 f.)

Violoncello, duramente
Grabtuchstationen in der Forschungsgeschichte

Das Turiner Grabtuch hat sich allerdings nicht »vermehrt«. Es gibt nur das *eine*. Und an diesem entzündet sich immer wieder erbitterter Streit.

Rahmendaten zur Orientierung:

1898: Erste Fotoaufnahme des Grabtuches durch den Juristen Secondo Pia. Was niemand ahnen konnte, auch er selbst nicht: Nach der Entwicklung des Films erschien auf der Fotoplatte nicht das erwartete »Negativ«, sondern ein »Positiv« des abgebildeten Leichnams. Erstmals ist also das wirkliche »Antlitz« zu erkennen. Der Fotograf ist erschüttert. Später wird ihm Manipulation vorgeworfen.

1931: Weitere Fotoaufnahmen durch den Berufsfotografen Giuseppe Enrie mit einer technisch modernen Ausrüstung. Die Aufnahmen wurden unter notarieller Kontrolle und in Anwesenheit eines großen Wissenschaftlerstabes gemacht. Auch hier wieder derselbe Umkehreffekt. Beginn textil- und kunsthistorischer, aber auch medizinischer Forschungen.

1969: Berufung einer wissenschaftlichen Kommission. Erste wissenschaftliche Untersuchungen am Grabtuch; Ultraviolett- und Infrarotaufnahmen (Entdeckung unsichtbarer Strahlwellenlängen und Spektrallinien). Ergebnis: echtes Leichentuch.

1973: Entnahme von zwei Gewebe- und 17 Fadenstücken. Abnahme weiterer Materialproben mit Hilfe von Klebefolien durch den Zürcher Kriminalisten Dr. Max Frei-Sulzer. Textiluntersuchung durch Professor Gilbert Raes (Gent), der zu diesem Zweck eine Tuchprobe, das sogenannte Raes-Dreieck, entnimmt.

1978: Abnahme weiterer Materialproben durch Dr. Frei. Entdeckung der Pollen von 59 Pflanzenarten, 58 konnten identifiziert werden. Ergebnis: 17 kommen in West- und Südeuropa vor, 19 sind im Mittelmeerraum verbreitet. Doch 44 Pflanzenarten wurden in Jerusalem nachgewiesen, davon 14 ausschließlich dort.

1981: Immunbiologischer Nachweis von Menschenblut auf dem Tuch durch gerichtsmedizinische Untersuchungen an der Universität Turin. In der Folgezeit Bestätigung des Ergebnisses durch weitere gerichtsmedizinische Untersuchungen anderer Universitäten und Bestimmung der Blutgruppe: AB.

1983: Besuch von Papst Johannes Paul II. bei König Umberto von Savoyen. Überführung des Grabtuches in das Eigentum des Vatikans.

1986: Zustimmung des Papstes und des Turiner Kardinals zur Untersuchung mit der Carbonmethode.

1988: Fortsetzung des »Kriminalfalls Golgatha« mit dem Radiocarbonverfahren. Es erfolgen Untersuchungen am »falschen Objekt« in Arizona, Oxford und Zürich. Späteres Urteil des bedeutendsten deutschen Grabtuchforschers, Professor Dr. Werner Bulst S. J., im Jahre 1990: »Betrug am Turiner Grabtuch«; Prof. Bulst vermutet ein »antikatholisches Komplott«.

1989: Veröffentlichung der offiziellen Untersuchungsergebnisse in *Nature*, Band 337, S. 611–615. Gravierende Abweichungen zu früheren und späteren Aussagen der Wissenschaftler.

1992: Der »Indizienprozeß« wird weitergeführt – im vorliegenden Buch.

Bonn, im Mai 1992 *Bernd Marz*

Hinweis: Die Bibelzitate wurden, der originären Übersetzung wegen entnommen aus:»Das Neue Testament«, übersetzt von Fridolin Stier, Düsseldorf/München 1989.

Wahrhaftigkeit macht euch frei

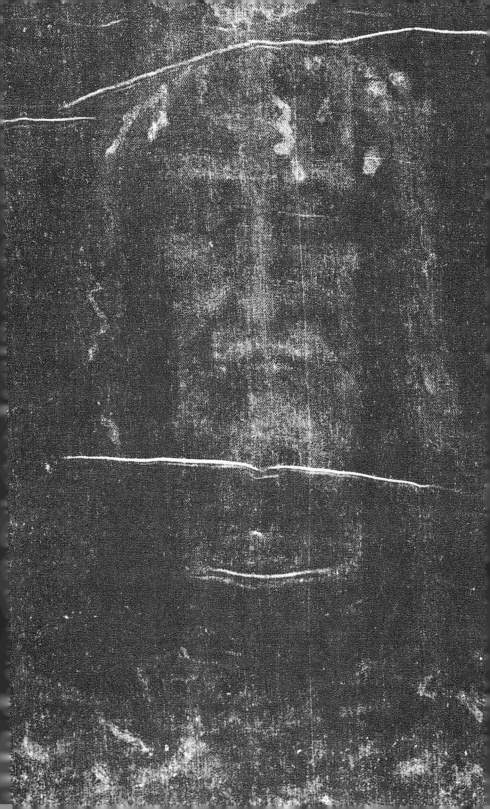

Besser ein Skandal,
als daß die Wahrheit zu kurz kommt

Diese Alternative wagte ein Papst:
Gregor der Große (590–604)

Amore et studio elucidande veritatis . . .
Aus Wahrhaftigkeit
und im Bemühen, die Wahrheit ans Licht zu bringen,
wird das hier Folgende offen diskutiert,

wagte 1517 der Augustinermönch Martin Luther
über seine Ablaßthesen zu schreiben
und riskierte damit den Scheiterhaufen.

An den Leser

Vor allem
wollen wir offen miteinander reden. Darum sag ich Ihnen zu
Anfang, was ich letztlich vorhabe. Ich möchte am Turiner
Grabtuch eine entscheidende Wahrheit über den historischen
Jesus aufdecken. Warum? Nachdem ich jahrzehntelang die
biblischen Quellen studiert habe, verstehe und ehre ich ihn
anders: als nüchternen und deshalb vertrauenswürdigen
Wegführer all jener, die eine menschlich klare Grundorientierung suchen.
In diesem Buch geht es um zwei fehlgeschlagene »fromme
Verbrechen«, die innerlich miteinander verquickt sind:
Die Hinrichtung Jesu als Gotteslästerer, die glücklicherweise mißglückte (Kap. 4), und die listige Ausschaltung seines Grabtuchs als Zeuge dessen, die wiederum mißlang
(Kap. 1, 2 und 6).
Für viele Leser ungewohnt ist der Preis des Buches. Sie sollen nämlich, nachdem Sie an der Kasse gezahlt haben, nicht
genüßlich schlucken, was ein Autor ihnen vorlegt. Sie werden
gebeten, ihm durch *Ihre kritische Aufmerksamkeit* zu helfen, die Wahrheit aufzufinden und abzusichern. Darum schlage ich eine Art Krimispiel zwischen Leser und Autor vor. Ihre
Rolle als Sherlock Holmes ist es, meine Argumente anzu-
zweifeln und zu widerlegen. Wenn Sie mir fair opponieren,
nützen Sie unserer Sache besser als durch voreiliges Applau-
dieren. Denn ich selbst bin mit der Wahrheitssuche auch hier
nicht »fertig«.
Wen darf ich nun zur Spurensuche einladen?

Vernünftigerweise nur solche Leute, die an der Auffindung des wirklichen Jesus interessiert sind. Theologen, die sich unwiderruflich für ihren dogmatischen Christus als Wahrheitskriterium entschieden haben, können dogmenwidrige Fakten leider nicht mehr unbefangen wahrnehmen. Wo aber Leser lüstern auf Skandale lauern, beschmutzen sie meine Absicht. In der Schule des Therapeuten Jesus lernt man,- *Wunden aufzudecken, um sie zu heilen.*

Weil Sie selber sehen und urteilen sollen, statt mir zu glauben, sind in diesem Buch die Fotobelege so wichtig wie der Text. Ohne sie hätte ich die Kapitel 1, 2, 6 nicht schreiben können. Und ohne die Sicherheit »Das Tuch ist echt« stünden seine Aussagen über den historischen Jesus und deren enorme Konsequenzen weiterhin auf dem schwankenden Boden »vielleicht«. Am Ende des Buches findet sich ein Leporello mit den wichtigsten Fotografien, damit Sie diese betrachten können, wenn Sie sich mit der Probenvertauschung oder den Blutspuren befassen.

Der Buchtitel »Kriminalfall Golgatha«, den der Verlag vorschlug, gefiel mir erst nicht, weil mir's doch um den Turinkrimi ging. Aber dann sah ich deutlicher den Krimidreiakter »Golgatha«, spannend bis heute:

- Jesus erlebt und verkündet den guten Schöpfer aller Menschen und wird als Lästerer (des Mose-Gottesbildes) verurteilt. / Die enorme, jedoch wunderlose Kraft des Schöpfers in Jesus läßt ihn die Kreuzigung überleben.
- Ab Paulus: Theologen alten Stils brauchen Beweiswunder, verdecken das reale Golgathageschehen und blähen Jesu Gestalt und Botschaft auf ins Mirakulöse: Die »religiöse Verkrümmung« über der Christenheit.
- 21. April 1988: Wenn aber das Turiner Tuch bezeugt, daß Jesu Blut im Grab noch zirkulierte? Dann muß das Tuch unecht sein, jedenfalls als unecht erscheinen; sei's mit Hilfe einer »kleinen, verzeihlichen Notlüge«.

Der Golgathakrimi geht weiter als *Kampf des Natürlichen gegen das Mirakulöse.*

Noch einmal möchte ich Sie eindringlich bitten: Begnügen Sie sich nicht mit einem allgemeinen Pro-Kontra-Eindruck. Wenn Sie eine wichtige Aussage auf den ersten Blick für falsch halten, fallen Sie nicht sofort darüber her. Aber gehen Sie auch nicht mit einem »Vielleicht« drüber weg! Ich bin Ihnen dankbar, wenn Sie mir nach Lektüre des ganzen Buches und nach ruhiger Überlegung Ihre Gegenargumente mitteilen; die sachlichen, nicht die ohnehin bekannten dogmatischen und emotionalen. Ich müßte sie selbstverständlich bei einer Neuauflage berücksichtigen. – Daß wir miteinander der Wahrheit näher kommen!

Düsseldorf, im Mai 1992   Karl Herbst

PS: Meinen alten Freunden, die hier bereits Böses wittern, empfehle ich, zuerst das Postskriptum auf S. 261 zu lesen.

Kurze Information
über das Turiner Grabtuch

Das Aussehen

Leinwand aus unregelmäßigen Flachsfäden in 3 : 1-Köperbindung/Größe: 436 × 110 cm. / Mit bloßem Auge nur sehr schwach zu sehen: Vorder- und Rückansicht eines nackten Mannes; gespenstische Wirkung. Stärker zu erkennen: Vielerlei Blutflecken, Spuren einer Peinigung und Kreuzigung. / Störend wirken: zwei durchgehende Reihen von Brandschäden; dreieckige Flicken; Löschwasserflecken; Brandlöcher; Querfalten. (Foto 1 im Faltblatt)

Die vermutliche Vorgeschichte

Der reiche Josef v. Arimathäa (»Tuch gekauft habend«) trennte von seinem Tuchvorrat eine zu lange Bahn ab für die vorläufige eilige Bestattung Jesu in seinem Höhlengrab.
Das Tuch wurde als Andenken an Jesus aufbewahrt und gezeigt, denn: Um das Bild in die Mitte zu bringen, wurde links ein ca. 8 cm breiter Streifen gleicher Stoffart angenäht; am vorderen Ende hat jemand einen ca. 24 cm breiten Querstreifen als »Reliquie« weggeschnitten. / Die Spur von Ortslegenden: Edessa; dort in einer Nische am Stadttor eingemauert, wird das Tuch um 440 wieder aufgefunden. / Historisch gesichert: im Frühsommer 944 Überführung nach Konstantinopel; 1204 Eroberung der Stadt durch die Kreuzritter; das Tuch verschwand. 1314 wurde in Paris der Templermei-

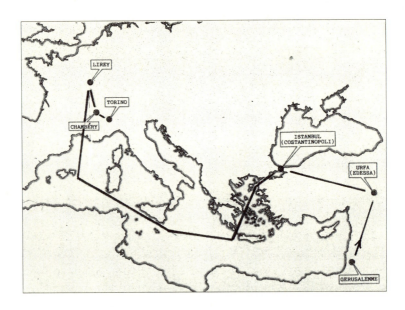

ster Gottfried von Charnay als Ketzer verbrannt. Anklage
u. a.: Der Orden verehrt bei den geheimen Zusammenkünften ein Idol, das *mysteriöse Antlitz* eines Bärtigen.

Die dokumentierte Geschichte

Ein Gottfried von Charny (Verwandter jenes Ketzers?) übergab 1353 dem Stiftskapitel von Lirey das Grabtuch. 1355 erste
Ausstellung. Urteil der Theologen: unecht, weil unbiblisch.
Daraufhin wurde das Tuch wieder versteckt. 1389 zweite Ausstellung. Protest des Bischofs von Troyes an Papst Clemens
VII., das Tuch sei unecht, sei gemalt; Motiv der Fälschung sei
die Gier des Dekans auf die Spenden abergläubischer Pilger. /
1452 erwarb das Haus Savoyen die Reliquie um einen sehr
hohen Preis und verwahrte sie in der Schloßkapelle zu Chambery in einem silbernen Schrein. 1532 wäre das Tuch fast
einem Brand(-anschlag?) zum Opfer gefallen. Von daher rüh-

ren die oben erwähnten Schäden. 1582 kam es nach Turin in die königliche Privatkapelle zwischen Dom und Schloß, als Eigentum des Hauses Savoyen. / 1983 besuchte Papst Johannes Paul II. Exkönig Umberto II. von Savoyen kurz vor dessen Tod in Portugal und ließ sich das Grabtuch übereignen.

Die Grabtuchforschung

1898: Secondo Pia fotografiert das Tuch und sieht überrascht auf dem *Negativ* das Antlitz »richtig«, das heißt, das Fotonegativ zeigt das eigentliche »Positiv«. / 1931: Giovanni Enrie fotografiert sorgfältig das ganze Tuch und schafft so Grundlagen für dessen wissenschaftliche Erforschung. / 1973: Der Zürcher Kriminalist M. Frei untersucht den Pollenbefund. Prof. G. Raes untersucht ein Tuchstück vom Grabtuch. / 1978: Kongreß in Turin, wobei internationale Wissenschaftler mit Mikroskopie, Ultraviolett- und Infrarotaufnahmen, Röntgenstrahlen, Thermographie etc. arbeiten. / Ab 1983 Vorbereitung des Carbontests zur Datierung des Tuchs. / Am 21. April 1988 erfolgt die Probenahme in Turin. Im Oktober 1988 wird laut verkündet und in aller Welt als »wissenschaftliches Ergebnis« akzeptiert, das Tuch sei eine mittelalterliche Fälschung.

Theologen zweifeln

Vor allem bibeltreue Theologen hielten das in der Hell-dunkel-Umkehr gespenstisch wirkende Jesusbild für unecht: Inquisitoren, die den Templermeister auf den Scheiterhaufen brachten. Die Theologen nach der ersten Ausstellung. Der Bischof von Troyes. Der Historiker und Priester U. Chevalier nach der Ausstellung 1898.[1] / Der Jesuit J. Blinzler: Das Tuch ist gemalt.[2] / P. A. Gramaglia, Theologieprofessor in

Turin: Ein anderer Mann wurde wie Jesus gekreuzigt und in ein Jordantauftuch eingeschlagen, um eine Grabtuchreliquie herzustellen.[3] / Herders 14bändiges »Lexikon für Theologie und Kirche« (1. Aufl. 1960) verschweigt im Artikel »Grabtuch« völlig das Turiner Tuch (als ob theologische Gelehrsamkeit sich dieses griffigen Leinens schämen müßte, nicht aber des Dogmas von der »leibhaften Himmelfahrt der Mutter Gottes«). / Papst Johannes XXIII. urteilte spontan: »Dieses Tuch ist ein Fingerzeig Gottes.«[4]

Voreilige Grabtuch-Grabgesänge

1903
Der Historiker P. M. Baumgarten meinte, die Sindone di Torino, um die Mitte des 15. Jahrhunderts geboren, sei jetzt (durch seine historische Forschung) zu Grabe getragen. »Eine Auferstehung wird ihr niemals mehr beschieden sein. «[5]
Warten wir's ab!

1981
Auffallend, daß sogar der vom Papst ernannte Kustode (Wächter), der Turiner Erzbischof Kardinal Anastasio Ballestrero, dem Gerichtsmediziner und Leiter des Centro Internazionale di Sindonologia, Prof. B. Bollone, gegenüber erklärte: »Das Grabtuch ist nur ein Bild [kein Dokument] . . . Die Naturwissenschaft wird mir niemals sagen können, irgendein Blut sei das Blut Jesu. «[6]
Warten wir's ab!

1988
Pressestimmen nach Veröffentlichung des Carbontestergebnisses: »Das Turiner Grabtuch stammt aus dem 14. Jahrhundert« / »Listiges Leinen. Geniales Kunstwerk oder bewußte Fälschung?« / »Das Ende einer Legende durch Radiocarbon« / »Keine Spur mehr von Jesus!«
Warten wir's ab!

43

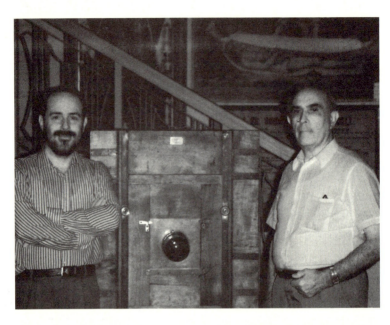

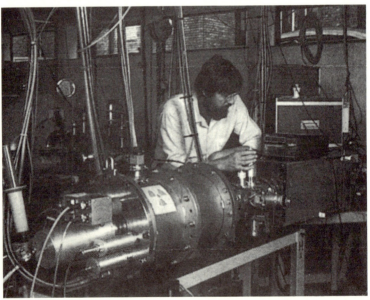

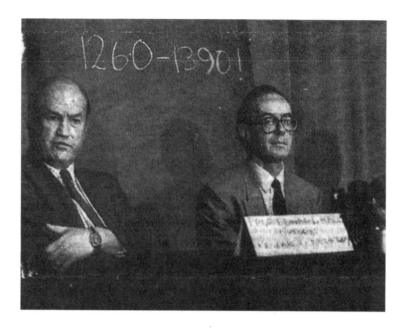

Prof. B. Barberis (links), jetziger Präsident des Centro Internazionale di Sindonologia, und der Sekretär, G. Moretto, zeigten mir Secondo Pias Fotoapparat, mit dem er 1898 erstmals das Grabtuch »photo-graphie-ren«, das bedeutet: »mit Licht beschreiben« konnte. Als in seinem Labor das bisher gespenstisch wirkende, jetzt durch die Hell-dunkel-Umkehr erkennbar gewordene Antlitz Jesu erschien, empfand er spontan freudige Überraschung. So begann die technische Grabtuchfor-schung (links oben).

Und so wurde ihr 1988 beinahe ein gewaltsames Ende bereitet:
Der Beschleuniger, mit dem das Alter einer Tuchprobe nach dem Radio-carbonverfahren (C-14-Test) festgestellt wurde. – Dr. Hedges bei der Arbeit im Labor in Oxford (links unten).

Dr. Tite (rechts), Koordinator der drei Labors, und Prof. Hall, Leiter des Labors in Oxford, verkündeten im Oktober 1988 die Entstehungszeit des Tuches völlig korrekt: 1260–1390. – Aber welchen Tuches? Daß ihnen in Turin falsche Proben ausgehändigt wurden und sie in Arizona, Oxford, Zürich drei Kuckuckseier korrekt ausbrüteten, das konnten sie nicht wissen, nicht mal ahnen (oben).

45

I.
Der Betrug:
Die Tuchproben wurden vertauscht

Zuerst muß ich heraussagen und versuchen zu beweisen, was ich erkannt habe, auch wenn es manche Leser schockiert wie ein Mauereinsturz oder wie der Mauerdurchbruch zu Berlin 1989:
Bei der Probenahme für die Carbonaltersbestimmung des Grabtuchs am 21. April 1988 wurden schon in Turin und nicht erst in den Labors die drei vom Grabtuch abgeschnittenen Leinenstückchen absichtlich mit ähnlichen Textilien aus dem Mittelalter vertauscht.

Dazu lege ich Ihnen vier Argumente vor, von denen jedes für sich allein genügen würde. Der Leser ist dringend eingeladen, die Argumente sorgfältig zu prüfen. Das wird ziemlich strapaziös sein und könnte Ihnen die Spannung und Freude an dieser Krimilektüre gleich vergällen. Darum will ich zunächst leicht verständlich nur darlegen, was die Argumente besagen, und erst im folgenden Kapitel das kriminalistisch Komplizierte präzise erklären. Wenn Sie momentan zu abgespannt sind, um aufmerksam Fädchen zu zählen, zu vergleichen und sich mit Mathematik herumzuschlagen, oder auch, wenn Sie zu gespannt sind auf den Fortgang des Krimis, dann können Sie, ohne Ihr Wahrheitsgewissen zu biegen, die Argumente »vorerst mal glauben« und ihre detaillierte Entfaltung nur überfliegen. Aber Sie würden Ihr Wahrheitsgewissen brechen, wenn Sie grundsätzlich auf eine mühevolle Prüfung verzichten wollten, um bei Ihrem Zweifel bleiben zu können.

Ein Minimum an »Textilkunde«

ist nun mal Voraussetzung für die Beschäftigung mit dem Grabtuch. Es ist ein Leinengewebe in 1:3-Köperbindung. Das bedeutet: Jeder auf dem Webstuhl längsgespannte Kettfaden überspringt drei querlaufende Schußfäden und verschwindet unter dem vierten. Das ergibt ein »Fischgrätenmuster« mit dem »Spitzfaden«, der uns das Fadenzählen und die Orientierung auf dem Gewebe erleichtern wird.

Von dieser Verkehrsregel der Fäden ist auszugehen, wenn Sie auf den Fotos nachprüfen, ob ich die Kettfäden, immer mit dem Spitzfaden beginnend, richtig numeriert habe.

Wären die echten und falschen Tuchproben maschinell und somit gleichmäßig gewebt, dann könnten wir sie nicht unterscheiden. Nun aber sind die Mängel der alten Tücher unsere Vorteile, besonders diese beiden: a) Die Fäden, oft von ermüdeten Hausfrauen- oder Sklavinnenhänden aus Flachsfasern gesponnen, unterscheiden sich sehr in ihrer Stärke. Manche sind doppelt oder dreifach so dick wie andere. b) Das Grabtuch, jahrhundertelang eingerollt, hat viele Falten. Eine dieser häßlichen Falten ist unser Glück: jene, die durch das echte Turiner Tuchstück läuft, das auch nur einen Spitzfaden hat. Also ist die Kreuzung »Falte – Spitzfaden« ein sicherer Orientierungspunkt. Wenn nur auf einer fragwürdigen Tuchprobe Falte und Spitzfaden sich kreuzen, muß der Schnittpunkt und sein Umfeld mit dem Original identisch sein – oder das fragliche Tuchstück ist als unecht erwiesen.

48

Das 1:3-Köperge-
webe des Grab-
tuchs. Die Fisch-
grätenbahnen
zwischen zwei
Spitzfäden sind
1,0 bis 1,3 cm
breit.

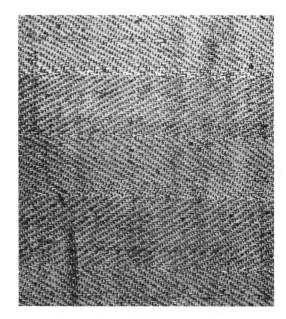

Die starke Ver-
größerung zeigt
deutlich die 1:3-
Köperbindung
sowie die sehr
unterschiedliche
Fadenstärke.

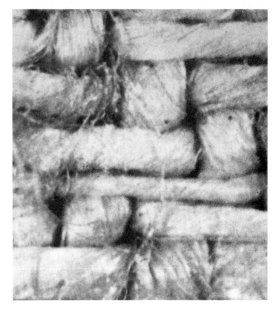

Zum Vorgang der Probenahme

hier zunächst nur das Nötigste: In der Sakristei des Turiner Doms wurde das Grabtuch auf einem Tisch ausgebreitet. An der linken unteren Ecke der Antlitzseite hat G. Riggi ein Stück von 8 × 2,2 cm abgetrennt und aus diesem drei briefmarkengroße Proben für die Labors in Arizona, Oxford und Zürich zurechtgeschnitten. Kardinal Ballestrero, sein wissenschaftlicher Berater Prof. Gonella und der Koordinator des Unternehmens, Dr. Tite vom British Museum in London, brachten die Proben in den Kapitelsaal, wo sie unter Ausschluß der Öffentlichkeit verpackt wurden. Danach überreichte der Kardinal wieder öffentlich in der Sakristei den Laborleitern die versiegelten Proben (dazu noch je drei andere Textilproben, deren Alter bekannt war).

Nun gilt es, anhand der Fotos und Dokumente herauszufinden, ob die den Labors übergebenen Tuchproben wirklich vom Grabtuch stammen.

Erstes Argument:
Der »Fleck« in der Oxfordprobe

Der dunkle Fleck inmitten des Oxfordfotos, der auf dem Turinfoto fehlt, fällt zwar am stärksten ins Auge; aber ich wollte ihn zunächst nicht in meine Argumentation einbeziehen. Kritiker hätten mir zu leicht entgegenhalten können, der Fleck sei irgendwie nachträglich entstanden. Dann habe ich mich doch bei Prof. E. T. Hall, der in Turin persönlich die versiegelte Tuchprobe übernahm und in Oxford selbst den C-14-Test leitete, schriftlich über die Bedeutung dieses Flecks erkundigt. Er versicherte mir, daß dieser »Fleck« ein Gewebeschaden war, der nicht erst in seinem Labor zustande kam (vgl. Kap. 2).

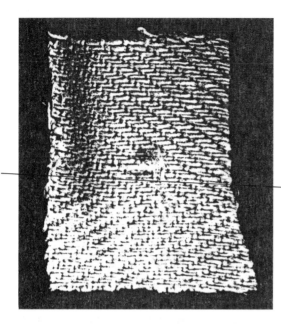

Das in Oxford
getestete Stück
mit einer Falte-
Spitzfaden-Kreu-
zung

Spitzfaden

Das Umfeld der
Falte-Spitzfaden-
Kreuzung auf dem
Originaltuch

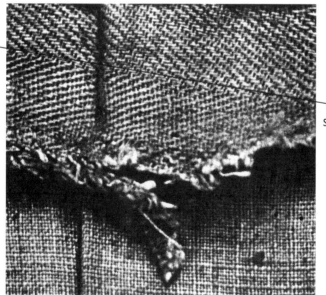

Spitzfaden

Aber er konnte auch nicht beim Zurechtschneiden oder Verpacken der Proben in Turin entstehen. Also war er von Anfang an auf der Oxfordprobe. Also ist diese nicht identisch mit dem Turiner Tuch.

Zweites Argument:
Die getesteten Proben sind von anderer Webart als das Grabtuch

Der belgische Textilexperte Prof. Raes ist mit dem deutschen Grabtuchexperten Prof. Bulst darin einig, daß man in der Arizonaprobe »schwerlich ein Stück vom Turiner Grabtuch annehmen kann«, weil die Arizonaprobe »von ganz anderer Webart« sei. Ich möchte aber nicht ohne Notwendigkeit die Meinung von Autoritäten als Argument gebrauchen. Denn wem eine bestimmte Meinung nicht gefällt, sucht sich andere Autoritäten, deren Meinung ihm besser schmeckt. Stützen wir uns als Laien zunächst auf das, was wir zählen und messen können, und bitten danach die Experten, uns gegebenenfalls zu korrigieren.

Zur Arizonaprobe
Vergleichen Sie im Leporello Foto 5 mit 6: Wenn Sie auf dem mützenähnlichen Arizonafoto die Stärke der einzelnen Kettfäden beachten, fällt Ihnen wohl der dickste auf. Er beginnt unmittelbar über dem linken Mützeneck. Unter ihm laufen zwei besonders dünne Fäden. Außerdem ist der zweite Kettfaden unterhalb des Spitzfadens ungewöhnlich dünn. Die Reihenfolge der Auffälligkeiten (ab Spitzfaden als Nummer +1 gezählt) ist demnach: −2 extrem dünn / 7 dünn / 8 dünn / 9 sehr dick.
Nun gilt es, diese Konstellation über sieben Kettfadenerhebungen hinweg auf dem Turinstreifen wiederzufinden. Das Feld rechts der Falte kommt nicht in Frage, weil dort die

Oxford- und Zürichproben einzuordnen sind, wie sich zeigen wird. Am linken Rand des Grabtuchfotos fehlen nur zwei Kettfadenerhebungen, so daß auch hier die gesuchte Dünn-Dick-Folge nicht versteckt sein kann.

Fazit: Wenn kein Auge diese merkwürdige Konstellation auf dem Grabtuch bemerken kann, dann ist die Arizonaprobe in der Tat von anderer Webart.

Zur Oxfordprobe
Vergleichen Sie im Leporello Foto 5 mit 7: Mittels einer fototechnischen Methode, die Stärke der Fäden miteinander zu vergleichen, fand ich, daß die Dick-Dünn-Abfolge in der Oxfordprobe abweicht von jener im Originaltuch; und zwar an genau derselben Stelle: oberhalb der dritten Spitzfadenerhebung rechts der Falte, besonders deutlich in der Fadenfolge 4-5-6. – Also ist »Oxford«, auch abgesehen von dem Gewebeschaden, nicht identisch mit »Turin«.

Drittes Argument:
Die Zürichprobe würde ins Leere verlaufen

Ich wollte herausfinden, a) wie die Oxford- und Zürichprobe zueinander passen; b) ob sie miteinander überhaupt in den vom Grabtuch abgeschnittenen Streifen passen. Da genügte es nicht mehr, die Flächen exakt zu messen wie bei stabilem Material, denn 10 mm am selben Textil können mehr oder weniger Fäden enthalten, je nach Dehnung oder Feuchtigkeit. Zehn Fäden in Turin bleiben dagegen zehn in Oxford und Zürich. Also zählte ich sämtliche Kett- und Schußfäden sowohl im Turiner Originalstreifen als auch in den Oxford- und Zürichproben. (Eine Tränenarbeit für die Augen!) Nachdem ich die einzelnen Fäden in ein Millimeterraster zwängte, kam ich zu folgendem Ergebnis:

a) Die Zürichprobe wurde am rechten Rand der Oxfordprobe von ihr abgetrennt.

b) Da die Oxfordprobe mittels ihrer Falte-Spitzfaden-Kreuzung genau auf den Grabtuchstreifen zu lokalisieren ist, zeigt sich, daß die rechts angrenzende Zürichprobe ins Nichts verlaufen müßte, nämlich in das nicht mehr vorhandene »Raes-Dreieck«. – Also kann die Zürichprobe unmöglich aus dem Grabtuch genommen sein.

Viertes Argument: Wunderbare Tuchvermehrung

Die nackte Wahrheit: zehn Millimeter – Herr Riggi, der selbst die Schere führte, Dr. Tite, dem die Koordination des Unternehmens oblag, das offizielle Vatikanblatt *Osservatore Romano* und der amtliche Abschlußbericht in der englischen Fachzeitschrift *Nature* erklärten einhellig und glaubwürdig (weil sachlich notwendig von der Situation im Grabtuch her), daß der für den Test herausgeschnittene Streifen 10 mm breit war. So entspricht es auch der 1987 auf der Londoner Vorbereitungskonferenz getroffenen Abmachung.

Die passend bekleidete Wahrheit: sechzehn Millimeter – Die in Zürich getestete Probe war aber 16 bis 17 mm breit. Jedes Kind kann das auf dem von Prof. Wölfli veröffentlichten Dokument (vgl. gegenüberliegende Seite) nachmessen. Da die Oxfordprobe nach Gestalt ihr gleicht, war sie ebenfalls 16 bis 17 mm breit. Die Minderung von 16 mm auf 10 ist mit der Schere machbar; die Mehrung von 10 mm auf 16 nur durch Zauberkraft – oder mit Hilfe eines Tricks.

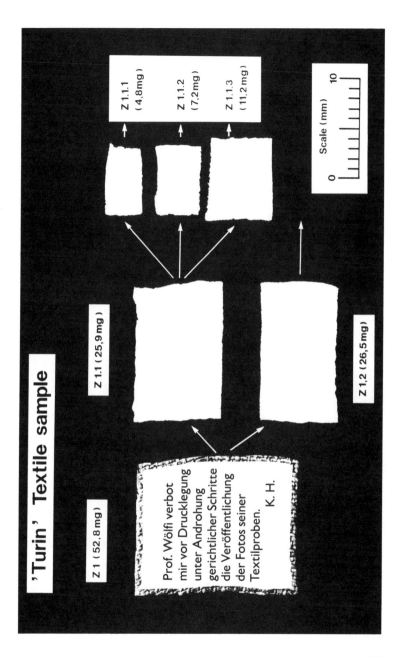

'Turin' Textile sample

Z 1 (52,8 mg)

Z 1.1 (25,9 mg)

Z 1,2 (26,5 mg)

Z 1.1.1
(4,8 mg)

Z 1.1.2
(7,2 mg)

Z 1.1.3
(11,2 mg)

Scale (mm)

0   10

Prof. Wölfi verbot
mir vor Drucklegung
unter Androhung
gerichtlicher Schritte
die Veröffentlichung
der Fotos seiner
Textilproben.   K. H.

2.
Details zu den vier Argumenten

Gewebeschaden

Um in meinem Brief an Prof. Hall (Oxford) mögliche Mißverständnisse auszuschließen und ihm das Antworten zu erleichtern, legte ich ein Frage-Antwort-Formular bei, auf das ich ein Foto der Oxfordprobe klebte (siehe Faksimile-Reproduktion S. 59).

Meine erste Frage: War dieser Fleck verursacht a) durch eine Kontamination (Verschmutzung)? b) durch einen Webfehler? Seine Antwort: »Weder – noch. Ein kleiner Schaden im Gewebe. Bereits beim Empfang.«

Zweite Frage: Konnte im Fall a) die Kontamination völlig beseitigt werden? – Antwort: »Keine Kontamination vorhanden. *Wenn*, dann wäre sie beseitigt worden durch unsere Reinigungsprozedur. Siehe Report in der Zeitschrift *Nature*.«

Dritte Frage: Ist absolut auszuschließen, daß der »Fleck« innerhalb Ihres Labors auf das Tuch oder auf das Foto gelangte? – Antwort: »Bitte reden Sie keinen Unsinn!«[8]

Für diese Antworten schulde ich Herrn Prof. Hall großen Dank. Er hat so meiner Argumentation zwei entscheidende Dienste erwiesen. Er bestätigte indirekt, aber eindeutig die Echtheit unseres wichtigen Oxfordfotos. Und er versicherte, daß der Fleck, faktisch eine Beschädigung des Gewebes, beim Auspacken der in Turin versiegelten Probe bereits vorhanden war.

Wenn die Oxfordprobe aus dem Grabtuch stammen würde, das an dieser Stelle nahe der Falte-Spitzfaden-Kreuzung keinen Fleck zeigt, dann müßte dieser Gewebeschaden entstanden sein, nachdem Herr Riggi den Streifen vom Grabtuch trennte und bevor Prof. Testore die daraus zurechtgeschnittenen Teilchen mit der Pinzette auf die Präzisionswaage legte (Foto S. 137), also durch Herrn Riggi. Es ist möglich, daß er aus Versehen mit der Scherenspitze auf das Gewebe stieß. Es ist aber unmöglich, daß er dadurch das Gewebe derart verletzte, weil es auf der harten Tischplatte auflag. Er hätte das keineswegs verrottete Tuchstückchen mit der linken Hand so festhalten müssen, daß er es mit seiner Schere in der rechten hätte durchbohren können; und das vor aller Augen! (Probieren Sie selbst!)

Ein guter Bekannter, H. W., den ich bat, Schwachstellen in den Argumentationen aufzuspüren, brachte als *Contra:* Vielleicht kam die Probe beim Transport in eine Metallkapsel, die einen Grat hatte. Vielleicht wurde beim Herausholen eine spitze Pinzette benutzt. – *Pro:* Der authentische Bericht in *Nature* lautet: »Die Proben wurden in den anschließenden Kapitelsaal gebracht, wo sie durch den Erzbischof von Turin und Dr. Tite in Aluminiumfolien verpackt und dann in Reinstahlbehältern versiegelt wurden.« In den Alufolien (Foto S. 138 und Leporello, Foto 10) bleibt keine Chance für zufällige Gewebeverletzung, weder beim Einpacken, noch beim Transport, noch beim Auspacken.

Ich sehe keine Möglichkeit, die Entstehung dieses Gewebeschadens *in Turin* (Sakristei oder Kapitelsaal) durch irgendein Mißgeschick zu erklären. Finden Sie eine? Mir scheint, als realistische Alternative bleibt nur: Bei der Suche in Textilmuseen nach einem Ersatzstück, das einerseits mittelalterlich und andererseits dem Turiner Tuch in der Webstruktur zum Verwechseln ähnlich sein mußte, fand man einfach nichts vollkommen Fehlerfreies.

Questions - formulated by Karl Herbst to prof. E.T. Hall, Oxford University,
concerning th "dark spot" in the midst of the Oxford sample of the Turin Shroud,
which appears on the following copy:

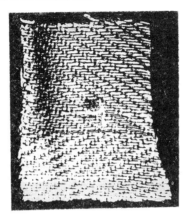

Oxford, ...

Questions:

1. Was this spot caused
a) through a contamination?
b) through a weaving fault?

2. In case of a)
could the contamination have been
completely removed?

3. (Though clearly unlikely, the
third question may be allowed, only
for correctitude's sake)
Is it absolutety justifiable that
the "spot" was not put on the cloth
or on the photo in jour lab?

Answers:

Neither. Small damage
to cloth in receipt

No contamination present. If
There was it would have been
removed by our cleaning procedure.
See report in "Nature".

Please dont talk rubbish !

Karl Herbst.
Please note. To make a cloth of 33 AD appear to
be mediaeval would require a 60% content of modern
contamination ! So please dont waste your time. G. Hall

Andere Webart

Arizona

Um messen zu können, statt auf Augenmaß angewiesen zu bleiben, fertigte ich einen Ausschnitt von 11 Kettfäden (9 oberhalb, 2 unterhalb des Spitzfadens), schnitt das Foto senkrecht durch und zog es ein wenig auseinander, um längs der Spalte die Breite der einzelnen Fäden zu verdeutlichen. Weil aber kein Leser ohne Spezialgerät Zehntelmillimeter messen kann, habe ich die Breitenmarkierungen so weit ausgezogen, daß an einer spitzwinkligen Diagonale das gegenseitige Breitenverhältnis leicht festzustellen ist. Für die Gesamtbreite der 11 Fäden wählte ich eine 110 mm lange Diagonale. Nun müßten bei gleichmäßiger Breite auf jeden Faden 10 mm entfallen. Hier der Fotoausschnitt der Arizonaprobe:

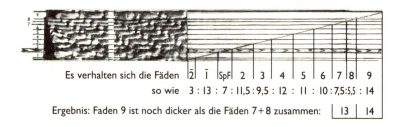

Es verhalten sich die Fäden 2 1 SpF 2 3 4 5 6 7 8 9
so wie 3 : 13 : 7 : 11,5 : 9,5 : 12 : 11 : 10 : 7,5 : 5,5 : 14
Ergebnis: Faden 9 ist noch dicker als die Fäden 7 + 8 zusammen: 13 14

Hier ist der Turin-Foto-Ausschnitt vom linken Rand bis zur Falte. Um Ihnen das Kontrollieren zu erleichtern, habe ich die Fäden oberhalb des 9. weggeschnitten, den Faden unterhalb des 7. eingeschwärzt und den Spitzfaden gekennzeichnet.

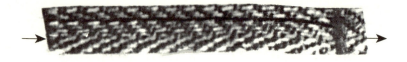

Wer auf diesem Bild die Stelle findet, wo über eine Strecke von 7 Kettfadenerhebungen hinweg einerseits Faden 9 so dick wie Faden 8 und 7 zusammen, andererseits Faden −2 extrem dünn erscheint, der ist freundlich gebeten, es mir sofort mitzuteilen.

Beachten Sie noch auf dem Arizonafoto den Winkel des »Fischgräten«-Musters vom Spitzfaden bis zu den 5 angrenzenden Kettfäden! Fragen Sie sich, ob der untere Winkel spitzer oder stumpfer ist als der obere! Danach vergleichen Sie mit Oxford und Turin! Hier die Skizzen:

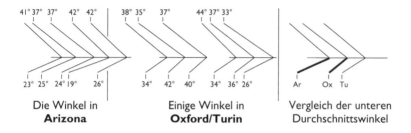

Die Winkel in **Arizona**	Einige Winkel in **Oxford/Turin**	Vergleich der unteren Durchschnittswinkel

Es scheint, als differiere Arizona in der Webart sogar von Oxford und Zürich.

Ich nutze diese Beobachtung aber nicht als Argument, weil ich nicht sicher bin, ob diese Musterverzerrung nicht auch anders erklärbar ist.

Oxford

Um besser zu sehen, habe ich das Turin- und das Oxfordfoto so vergrößert, daß die Kettfadenreihen 1 bis 10 jeweils 50 mm breit wurden, beide Fotos an der gleichen Stelle (3. Spitzfadenerhebung nach der Falte) senkrecht durchgeschnitten, die Kettfadengrenzen so genau wie möglich markiert und sie an der Schnittstelle auf einen Streifen Rasterpapier ausgezogen. Um das Ergebnis optisch zu verdeutlichen, schwärzte ich die Fadenverlängerung 1, 3, 5, 7, 9 und erhielt

61

zwei »Zebrastreifen«, die ich dann aneinanderfügte. Nun können Sie mit bloßem Auge leicht erkennen, besonders wenn Sie auf die Fäden 4, 5, 6 achten, ob auf dem Oxfordfoto dick und dünn genauso wechseln wie auf dem Turinfoto. Dieser interne Rhythmus kann zwar im selben Textil (handgewebt aus handgesponnenen Fäden) von einem Zentimeter zum nächsten sich ändern, aber *an derselben Stelle* ist er durch keinerlei Einflüsse veränderbar.

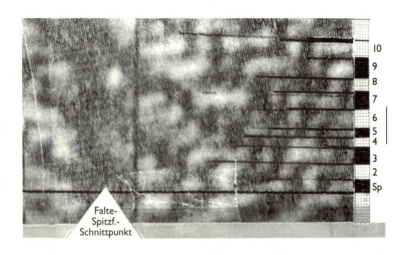

Falte-
Spitzf.-
Schnittpunkt

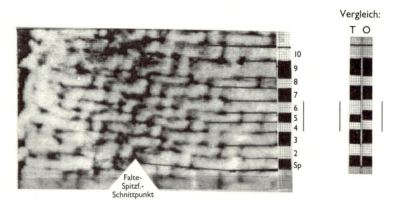

Falte-
Spitzf.-
Schnittpunkt

Vergleich:
T O

(Daß die Fotos in der Vergrößerung alle Schönheit verlieren, macht sie bei aufmerksamen Augen nicht untauglich für unsere Argumentation.)

H. W.s *Contra*: Wenn die Arizonaprobe gewellt war und von oben fotografiert wurde, konnten Faden 9 auf dem Berggrat dick und die Fäden 8/7 am Abhang dünn erscheinen; ähnlich der Faden –2 unter –1. – *Pro*: Die Arizonaprobe ist, quer zum Spitzfaden gemessen, ca. 6 mm breit. Es ist gerade noch möglich, einen so schmalen Papierstreifen derart zu knittern, daß er beim Fotografieren einen solchen Bergabhang und ca. 2 mm weiter wieder eine fast senkrechte Steilwand bildet, aber nicht bei einem Textilgewebe. Hinzu kommt: Ein Laborfoto dient dem Zweck, Gestalt und Art des Gewebes festzuhalten. Also wird man ein auffallend gewelltes Tuchstückchen ebnen durch Auflegen einer Glasscheibe. Die Differenz in der Abfolge der Fadenstärken 4, 5, 6 zwischen Turin und Oxford ist ohnehin durch keine Wellung zu erklären, weil in Turin Faden 4 dünner und schon 6 dicker erscheint als in Oxford. Aber in einer Breite von ca. 0,7 mm ist kein »Abhang« möglich. Und wenn eine Probe zusammengedrückt wurde, dann alle Fäden gleichmäßig. (Bitte ausprobieren!)

H. W.s *Contra* zur Vermutung, der spitzere Fischgrätenwinkel unterhalb des Spitzfadens in *Arizona* verweise auf eine andere Webart als in »Oxford«: Walk- und Preßvorgänge bei der Reinigungsprozedur hätten die Winkel verändern können (falls nicht beide Fotos sofort nach dem Auspacken gemacht wurden). H. W. fügte hinzu: Wenn das ermittelte Alter der Arizonaprobe erheblich von dem der Oxfordprobe abweichen würde, wäre dies ein stärkeres Indiz dafür, daß Arizona ein anderes Textil zum Testen erhielt als Oxford. *Pro*: Daraufhin verglich ich die Altersangaben aus Arizona mit denen aus Oxford. Dazu mußte ich nur die Tabelle aus dem offiziellen Bericht in *Nature* aufmerksam lesen. Darin bedeutet Sample 1: [angebliche] Probe aus dem Grabtuch;

Sample 2: Vergleichsprobe aus dem 11. Jahrhundert; Sample 3: Vergleichsprobe aus der Zeit Jesu; Sample 4: Vergleichsprobe aus dem 13./14. Jahrhundert. Letztere ist besonders interessant, weil sie aus der Zeit der angeblichen Grabtuchprobe stammt. Aber ihre Webstruktur wurde durch Zerfaserung unkenntlich gemacht. Warum wohl? Die Zahlen in der zweiten Spalte jeder Probe geben das gemessene Alter in Jahren sowie die durchschnittliche Meßabweichung an.

Hier die Tabelle:

Table 1	Basic data (individual measurements)						
	Sample 1		Sample 2		Sample 3		Sample 4
Arizona	AA-3367		AA-3368		AA-3369		AA-3370
	A1.1b*	591 ± 30	A2.1b	922 ± 48	A3.1b	1,838 ± 47	A4.1b	724 ± 42
	A1.2b	690 ± 35	A2.2a	986 ± 56	A3.2a (1)	2,041 ± 43	A4.2a	778 ± 88
	A1.3a	606 ± 41	A2.3a (1)	829 ± 50	A3.3a	1,960 ± 55	A4.3a (1)	764 ± 45
	A1.4a	701 ± 33	A2.4a (2)	996 ± 38	A3.4a(2)	1,983 ± 37	A4.4a (2)	602 ± 38
			A2.5b	894 ± 37	A3.5b	2,137 ± 46	A4.5b	825 ± 44
$\delta^{13}C$ (‰)	−25.0		−23.0		−23.6		−25.0	
Oxford	2575		2574		2576		2589	
	O1.1u	795 ± 65	O2.1u	980 ± 55	O3.1u	1,955 ± 70	O4.2u	785 ± 50
	O1.2b	730 ± 45	O2.1b	915 ± 55	O3.1b	1,975 ± 55	O4.2b (1)	710 ± 40
	O1.1b	745 ± 55	O2.2b†	925 ± 45	O3.2b	1,990 ± 50	O4.2b (2)	790 ± 45
$\delta^{13}C\ddagger$ (‰)	−27.0		−27.0		−27.0		−27.0	
Zurich	ETH-3883		ETH-3884		ETH-3885§		ETH-3882	
	Z1.1u	733 ± 61	Z2.1u	890 ± 59	Z3.1u	1,984 ± 50	Z4.1u	739 ± 63
	Z1.1w	722 ± 56	Z2.1w	1,036 ± 63	Z3.2w	1,886 ± 48	Z4.1w	676 ± 60
	Z1.1s	635 ± 57	Z2.1s	923 ± 47	Z3.2s	1,954 ± 50	Z4.1s	760 ± 66
	Z1.2w	639 ± 45	Z2.2w	980 ± 50			Z4.2w	646 ± 49
	Z1.2s	679 ± 51	Z2.2s	904 ± 46			Z4.2s	660 ± 46
$\delta^{13}C\|$ (‰)	−25.1		−23.6		−22.0		−25.5	

Faßt man die Einzelergebnisse durch Addieren und Dividieren zum jeweiligen Durchschnittsalter zusammen und beobachtet nur die beiden Proben 1 und 4, die aus derselben Zeit stammen sollen, dann kommt man zu diesem erstaunlichen Ergebnis:

In Oxford wurde Probe 1 auf 757; Probe 4 auf 762 getestet. Differenz: *5 Jahre.*
In Arizona wurde Probe 1 auf 647; Probe 4 auf 739 getestet. Differenz: *92 Jahre.*
Die Differenz zwischen dem Oxford- und Arizona-Testergebnis beträgt bei Probe 1: *110 Jahre;* bei Probe 4: 23 Jahre.
Zum Vergleich: Bei der ca. 2000jährigen Probe 3 differiert das Testergebnis in Arizona (1992) vom Oxforder (1979) nur um *13 Jahre!*

Berliner würden sagen: »Nachtigall, ick hör' dir trapsen«, denn diese Disharmonie in der Tabelle wirkt so, als sei sie nicht durch unterschiedliche Techniken in Großbritannien und den USA bedingt, sondern dadurch, daß Arizona um 100 Jahre jüngeres Material zum Testen erhielt als Oxford.
Diese Beobachtung mag für weitere Recherchen nach der Herkunft der eigenartigen Arizonaprobe von Nutzen sein. Als zusätzliches Argument benötige ich sie nicht und gebrauche sie nicht. Denn Kritiker könnten sich einen »nicht unmöglichen Betriebsunfall« im Labor von Tucson zurechtdenken, um so in den Nebel »Vielleicht« zu entkommen.

Auch Sackgassen erweisen sich gelegentlich als Umwege zum Erfolg: Anfänglich habe ich Textilexperten gesucht, die mir die Nichtidentität der getesteten Proben mit dem Original anhand der Fotos amtlich bestätigen. Bei vier Instituten klopfte ich an und erhielt die Antwort: Geht nicht. Bei zweien, die wußten, daß es um den Kriminalfall

Turin ging, verspürte ich an ihren Reaktionen so etwas wie Rückzieher. Der als forensischer Gutachter tätige Kriminalbeamte N. W. befaßte sich intensiv mit der Sache; ohne Ergebnis. Aber er machte mich aufmerksam auf die »materialimmanenten Imponderabilien [Unwägbarkeiten] wie atmosphärische Einflüsse und Veränderung durch mechanische Beanspruchung«. Dieser Einwand ist ernst zu nehmen. Veränderliches dürfen wir nicht miteinander vergleichen. Jedoch der Wechsel von dick und dünn innerhalb derselben Fadenreihe am selben Ort kann sich nicht ändern, weder durch Feuchtigkeitsschwankung noch durch Dehnen, Drükken oder Verzerren, auch nicht durch unterschiedlichen Lichteinfall beim Fotografieren.

Aber die Wertung »dicker« und »dünner« nach Augenmaß bleibt zu unsicher, denn was ich für dünn halte, nennt ein anderer mittelmäßig. Also suchte ich eine Methode, um die Stärkeunterschiede der Fäden genügend deutlich sehen und zeigen zu können: die Fotos vergrößern, Fadengrenzen markieren und Diagonale anlegen. Um den möglichen Einwänden »Dehnung, Zerrung, Wellung und Schwellung« zu begegnen, kam ich schließlich zum mühsamen, aber zweifelsfrei wirksamen Fädchenzählen, das ich beim folgenden Argument anwende.

Probe verläuft ins Leere

Um zu sehen, ob die drei Proben überhaupt in das von Riggi abgetrennte Tuchstück passen, mußte ich zuerst eine Skizze von dieser Ecke anfertigen. Grundlage dafür ist Foto 3 im Leporello. Der angelegte Maßstab zeigt die Größe ca. 22 x 80 mm. Foto 4 läßt erkennen, daß Herr Riggi (mit stumpfer Schere oder zitternder Hand) etwas schräg anschnitt, zwischen 5 und 10 mm oberhalb des Spitzfadens 2 begann und ca. 10 mm vor der Falte die Spitzfadenlinie erreichte. Foto 5 zeigt das von Prof. Raes 1973 abgetrennte »Raes-Dreieck«.

Beachten wir zunächst den »Lageplan« des Turinfeldes. Foto 6 im Leporello, eine Montage aus den Fotos 3, 4 und 5, zeigt die Wirklichkeit, von der auszugehen ist.

Jedoch briefmarkengroße Tuchstückchen mit unterschiedlich starken Fäden nach Zehntelmillimetern zu messen, das schien mir zu unsicher. Also wählte ich eine andere Methode. Die Fäden zählen, statt ihre Fläche zu messen.

Zuerst habe ich auf dem Grabtuchfeld alle Längs- und Querfäden gezählt und auf einem Rasterpapier jedem, ob dick oder dünn, eine gleich breite Bahn zugewiesen. Als Fischgrätenwinkel erlaubte ich nur 45°. Nun erscheint zwar das Turinfeld nicht mehr naturecht, sondern so wie ein Haufen Soldaten – als Zivilisten die unterschiedlichsten Typen –, nachdem sie in Marschordnung antreten mußten, damit sie abzählbar und verfügbar werden. (Sie werden meinen nur methodischen Militarismus mit Humor ertragen.) Um Ihnen das prüfende Nachzählen zu erleichtern, habe ich auch die »Gräten« eingezeichnet. Nach der 1:3-Marschordnung folgt auf jede Schußfadenerhebung eine Kettfadenerhebung von 3 Fadenbreiten. Also brauchen Sie, um Fäden abzuzählen, nur die Anzahl der schrägen Linien mit 4 zu multiplizieren.

In ein gleiches Raster zwängte ich die Oxford- und Zürichprobe.

Ich wollte sehen, ob die Zürichprobe an die rechte oder linke Seite der Oxfordprobe angrenzte oder ob ein freies Feld (Arizona?) dazwischen lag. Zu diesem Zweck mußte ich an den beiden Rändern der zwei Proben feststellen, um wie viele Fadenbreiten der Spitzfaden über die letzte Schußfadenerhebung hinausragt, und von da aus das gleiche an allen übrigen Kettfadenenden.

Die Skizze des Turinfeldes im Maßstab 1:1

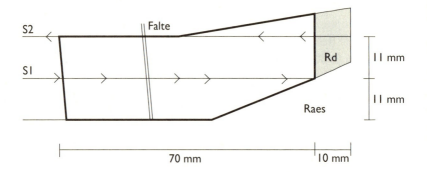

S 1 / S 2 = Die Spitzfäden
Rd = Der wegen Verschmutzung unbrauchbare Rand, von Riggi weggeschnitten

Aus den folgenden Skizzen wird ersichtlich,

(A) wie die Zürichprobe von der Oxfordprobe mit der Schere getrennt wurde;

(B) wie die Oxford- und Zürichproben (mit je 40 Kettfäden von einem Spitzfaden zum anderen) zusammenpassen;

(C) und Turin-Foto, daß die so eingeordnete Zürichprobe über das real vorhandene Turintuch hinausragt.

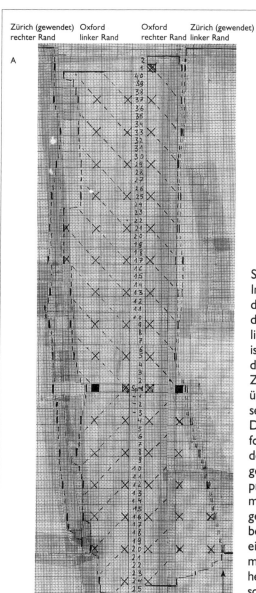

A

Skizze A:
In der Mittelleiste
die Numerierung
der Kettfäden. Dem
linken Oxfordrand
ist der rechte Rand
der gewendeten
Zürichprobe gegen-
übergestellt. Sie pas-
sen nicht zusammen.
Dem rechten Ox-
fordrand entspricht
der linke Rand der
gewendeten Zürich-
probe bis auf einen
minimalen Spalt
genau. Hier wurden
beide Stücke mit
einem etwas krum-
men, aber durchge-
henden Scheren-
schnitt getrennt.

69

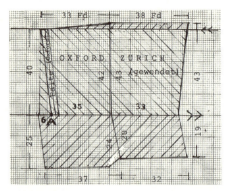

Skizze B zeigt Oxford und Zürich zusammengefügt; entsprechend der Skizze A.

Skizze C: Oxford- und Zürichraster auf das Grabtuchraster projiziert

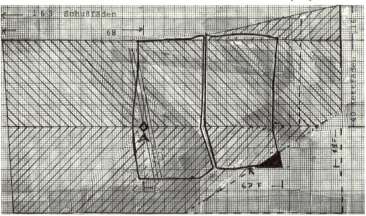

Das Grabtuchfeld im Foto

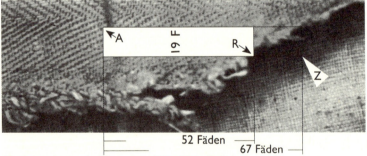

52 Fäden

67 Fäden

A: Ausgangspunkt Kreuzung Falte/Spitzfaden
R: Grenze der »Raes-Ecke«   Z: Die Zürichprobe müßte hier enden

Auf Skizze C ist das Grabtuchfeld mit den Oxford- und Zürichproben in ein gemeinsames Millimeterraster gebracht, orientiert am Falte-Spitzfaden-Schnittpunkt, der identisch sein müßte. Die Skizze zeigt, wie weit die Zürichprobe in das nicht mehr vorhandene Raes-Dreieck reichen würde, und sie läßt keinen Ausweg, die Fotos seien zu unscharf oder die getesteten Proben seien nur anders gedehnt, gedrückt oder verzerrt als das Originaltuch. Denn auf dem Raster ist jeder Längs- und Querfaden abzählbar.

Auf dem Foto gilt im Unterschied zur Skizze natürlich wieder die übliche Suchmethode; die reale Breite der 19 Kettfäden zwischen dem Spitzfaden und der unteren Grenze der Zürichprobe. Außerdem ist der rechte Winkel zum realen, hier etwas schräg verlaufenden Spitzfaden anzulegen.

Skizze und Foto, sorgfältig erstellt und betrachtet, zeigen dasselbe Ergebnis: Die Zürichprobe stößt ins Leere, d. h. sie kann unmöglich aus dem Grabtuch genommen sein.

Dennoch hätte ich die ungeheure öffentliche Anklage »die Proben wurden bewußt vertauscht« wohl kaum auf die bisherigen drei Argumente gestützt. Nicht etwa, weil ich ihrer noch unsicher bin, sondern nur wegen meiner potentiellen Kritiker. Wer die systemerschütternde Konsequenz des Turiner Betrugs nicht hinnehmen will, kann oder darf, wird nicht heruntersteigen, um haardünne Leinenfäden nachzuzählen. Er wird auf der Höhe seiner unfehlbaren dogmatischen Sicherheit sich beruhigen, wird sich und seinen Zuhörern sagen: Vielleicht hat der Autor sich etwas zurechtgesponnen.

Darum halte ich das folgende vierte Argument (Tuchvermehrung) für das entscheidende, denn:

a) hier spricht kein Autor, hier wider-sprechen sich die beiden Betroffenen (Riggi und Testore);

b) und, was in der Kriminalgeschichte wohl einmalig ist: Sie können sich persönlich in den Prozeß der Wahrheitsfindung einschalten. Von überall her kann man zwei Turiner Telefonnummern wählen (vgl. S. 163), um nur zu fragen: »Waren die Probestreifen 10 oder 16 mm breit?« Und jeder noch so bescheidene Sherlock Holmes darf aus den Antworten oder Antwortverweigerungen seine Schlüsse ziehen.

Die Tuchvermehrung

10 Millimeter – von Riggi vorbereitet

① Schon im September 1987 wurde auf der vorbereitenden Sitzung in London festgelegt: der zu entnehmende Streifen wird *10 x 70 mm* groß sein (so Prof. Wölfli, Zürich, im Brief vom 4. April 1990 an den Autor). Da die drei Labors je 50 mg benötigten, mußte auch das spezifische Gewicht des Tuches an dieser Stelle schon damals bekannt sein; $3 \times 50 : 7 = 21,4$ mg/cm². (Zur Berechnung war das von Prof. Raes seinerzeit zurückgegebene Dreieck verfügbar.) Diese Planung war sachlich begründet und notwendig, um einerseits den Labors das erforderliche Minimum an Testmaterial zu gewähren und andererseits die wertvolle Reliquie möglichst zu schonen.

② Am 23. April 1988 (zwei Tage nach der Probenahme) berichtete der *Osservatore Romano*, daß in Gegenwart des Kardinals Ballestrero, der auch die Herkunft der Proben offiziell bestätigte, ein Streifen von ca. *10 × 70 mm* aus der Sancta Sindone entfernt wurde. Es ist undenkbar, daß dieser Bericht (auf der zweiten Seite des offiziellen Vatikanorgans, einer authentischen Quelle der internationalen Nachrichtenmedien – vgl. nebenstehendes Faksimile) ohne Einverständnis des Kardinals als des hauptverantwortlichen Kustoden geschrieben werden konnte. Es

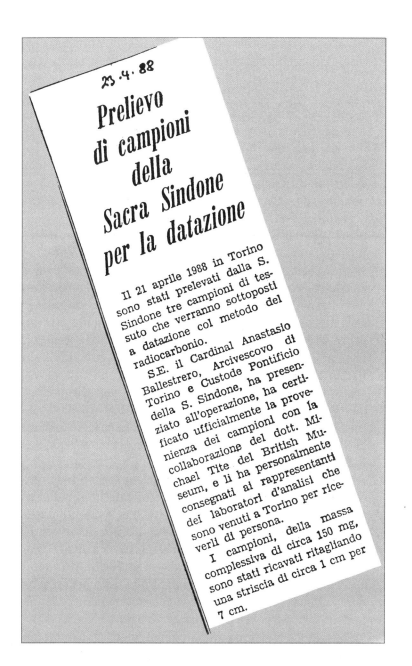

23.4.88

Prelievo di campioni della Sacra Sindone per la datazione

Il 21 aprile 1988 in Torino sono stati prelevati dalla S. Sindone tre campioni di tessuto che verranno sottoposti a datazione col metodo del radiocarbonio.

S.E. il Cardinal Anastasio Ballestrero, Arcivescovo di Torino e Custode Pontificio della S. Sindone, ha presenziato all'operazione, ha certificato ufficialmente la provenienza dei campioni con la collaborazione del dott. Michael Tite del British Museum, e li ha personalmente consegnati ai rappresentanti dei laboratori d'analisi che sono venuti a Torino per riceverli di persona.

I campioni, della massa complessiva di circa 150 mg, sono stati ricavati ritagliando una striscia di circa 1 cm per 7 cm.

73

ist ebenso undenkbar, daß der Kardinal, offensichtlich vital und noch ohne Augenkrücken, eine Stoffbreite von 16 mm fälschlich auf 10 mm schätzte oder daß er nur »meinte«, es könnten 10 gewesen sein, weil er von einer Konferenz gehört hatte, auf der von einem 10-mm-Streifen die Rede gewesen sein soll. Es ist aber denkbar, daß der Kardinal die 10-mm-Falschmeldung zuließ, um einen Skandal zu vermeiden. Denn zumindest Riggi, der selber den 10-mm-Streifen zurechtschnitt, wäre stutzig geworden, wenn er zwei Tage später im offiziellen Vatikanblatt eine 16-mm-Version gelesen hätte.

③ Noch 1988 hat Riggi selbst im »Rapporto Sindone«, dritte Auflage, unter »Appendice 21 aprile 1988« auf Seite 166 erklärt, er habe bei der Raes-Ecke ein ca. 80 mm langes Stück weggeschnitten; er habe davon einen 10 mm breiten Streifen abgetrennt und von diesem noch die kontaminierte Randzone (1 cm) entfernt. Das »so erhaltene *7 × 1 cm* große Fragment« habe er in 3 Teile von je 50 mg geteilt: »Il frammento di 7 × 1 cm cosi ottenuto fu inseguito diviso in parti . . . «

④ Im November 1988 erklärte Dr. M. Tite vor Mitgliedern der Britischen Grabtuchgesellschaft BSTS: »Die Tuchprobe war ein Streifen von ca. 10 × 70 mm. (. . .) Ich und zwei Textilexperten haben es selbst gesehen«, wie auf der Videoaufzeichnung zu hören war.

⑤ Am 16. Februar 1989 erschien in der englischen Fachzeitschrift *Nature* der amtliche Abschlußbericht »Radiocarbon dating of the Shroud of Turin«. Darin heißt es auf Seite 612 ebenfalls, daß an der Raes-Ecke ein Streifen von 10 × 70 mm ausgeschnitten und für die Labors in drei 50 mg schwere geteilt wurde (». . . and a strip [∼ 10 × 70 mm] was cut from . . .«). Das »∼« bedeutet in der Fachsprache der Wissenschaftler keineswegs »über den Daumen gepeilt«; es bezieht sich auf die Art des Materials. Gewebe ist beweglich und kann deshalb nicht wie Metall mit letztmöglicher Präzision gemessen werden. Eine gewissenhafte Maßangabe von »10 mm« dürfte aber die Schwankungsbreite von 1 mm nicht überschreiten. Die Dokumentation wurde von 21 am Carbontest beteiligten Naturwissenschaftlern unterzeichnet.

⑥ Dr. Tite hat den Text dieser Dokumentation vor der Drucklegung den maßgeblichen Personen in Turin vorgelegt, d. h. dem hauptverantwortlichen Kustoden, Kardinal Ballestrero, und seinem wissenschaftlichen Berater Prof. Gonella. Keiner hat laut o.g. Brief von Wölfli diesen Text beanstandet, obwohl der Kardinal Riggis Scherenarbeit aus 50 cm Entfernung beobachtete (vgl. Foto S. 136).

16 Millimeter – von Testore behauptet,
wie vom Kardinal ausgehändigt

Die in Turin vom Kardinal versiegelten Proben waren 16 bis 17 mm breit. Diese, nicht die 10 mm breiten, wurden getestet. Prof. W. Wölfli von der ETH Zürich hat nach dem Auspacken seine Probe sorgfältig gewogen, geteilt und mit beigelegter mm-Skala fotografiert. Anhand von Wölflis Skala (vgl. S. 55) kann jeder Leser selber messen, wie breit die Zürichprobe quer zum Spitzfaden war. Da die Oxford- und Zürichproben im Gewicht (52,0 / 52,8 mg) und in der Gestalt übereinstimmen, ist die Oxfordprobe auch gleich breit. H. W.s *Contra:* Wölflis Skala sieht handgemacht aus. Wenn sie falsch oder ungenau ist, wackeln alle darauf beruhenden Argumente, auch die Behauptung, daß die Zürichprobe ins Nichts führt. – *Pro:* Dieser Vielleicht-Ausweg ist dadurch verbaut, daß ich vom Flächenmessen zum Fadenzählen überging. Wenn zu erkennen ist, daß »Turin« und »Oxford« 40 Kettfäden in der fraglichen Fischgrätenbahn haben, daß die 43 + 20 Kettfadenenden am gewendeten linken Zürichrand genau zu den 42 + 20 Kettfadenenden des rechten Oxfordran-

75

des passen und daß der Schnittpunkt Falte/Spitzfaden bei »Turin« und »Oxford« identisch sein müßte, dann ist auch abzählbar, an welchem Kettfaden/Schußfaden-Schnittpunkt »Zürich« rechts unten endet: *67 Schußfäden rechts* und *19 Kettfäden unterhalb* des Falte/Spitzfaden-Schnittpunkts. Und hier ist Leere, nach Foto 6. Um dies zu zeigen, braucht man überhaupt keine mm-Skala, nur etwas Geduld und gute Augen beim Fädchenzählen.

H. W.s *Contra:* Die 16 mm der Zürichprobe sind, korrekte Skala vorausgesetzt, nur sicher, wenn das Foto vor jeder Behandlung gemacht ist, die durch Ziehen, Zerren oder Flüssigkeitsaufnahme das Gewebe verbreitern konnte. – *Pro:* Alle Turinfotos mit beigefügter Skala zeigen, daß die in Frage kommende Fischgrätenbahn 40 Kettfäden enthält, wie auch »Oxford« und »Zürich«. Aber darüber hinaus hat Oxford bis zu 25 und Zürich 20 Kettfäden. Doch Riggi hat einen nur 10 mm breiten Streifen herausgeschnitten. Das ist genau eine Fischgrätenbahn mit 40 Kettfäden. Die mirakulöse Fadenvermehrung bleibt also.

Millimeter vermehren, das können Sie auch, wenn Sie Ihren Strumpf in die Breite ziehen. Aber seine Woll- oder Nylonfäden vermehren, z. B. von 40 beim Abflug in Turin zu 65 bei der Ankunft in Oxford, das werden Sie nicht schaffen.

Fazit:
Die Grabtuchproben wurden in Turin vertauscht. Die drei Labors wurden betrogen; mit ihnen wir alle.
Wie weiter?
Jetzt auf zur Jagd nach dem Bösewicht! So würde mit seiner Leserschaft ein richtiger Krimiautor vorgehen. Aber ich bin weder ein richtiger noch überhaupt einer. Ich bin nur, Sie mögen lachen, ein alter Pfarrer. Wenn Sie's genauer wissen wollen: ein römisch-katholischer, seit Ostern 1971 ausgeschiedener Seelsorger, der die Seelsorge nicht lassen kann. Als solcher bin ich vor allem am Tatmotiv interessiert; am

Namen oder Rang des Täters nur, sofern ich ihm helfen kann, sich aus seiner seelischen Verkrampfung zu lösen. In dieser Rolle bin ich sicherer als in der eines Entertainers. Darum möchte ich in der Spurensuche – die ich im Kapitel 6 wiederaufnehme – lieber so fortfahren: Das Motiv zu Betrugsdelikten wird bestimmt von der subjektiven Wertung des Objekts durch den Täter. Beispiel: Wer ein Testament fälscht oder als ungültig hinstellt, tut das natürlich nur, weil er vom echten Testament große Nachteile befürchtet. Also sollten wir wie Notare bei ihrer Honorarabrechnung zuerst fragen nach dem objektiven Wert des Grabtuchs: Ist es überhaupt das Grabtuch Jesu? Dann, falls dies zutrifft, nach der subjektiven Wertung durch den Täter: Was bezeugt dieses Tuch derart Arges über den historischen Jesus, daß man es mundtot machen muß, sogar mit einem so aufwendigen und riskanten Betrugsmanöver? Danach erst haben wir das Terrain und die Richtung, in der wir sinnvoll nach dem Motivtäter suchen können; gewinnen vielleicht sogar etwas Verständnis für den Täter (was nicht Entschuldigung bedeutet).

Nachtrag

Kurz vor dem Druck konnte ich durch Vermittlung des Grabtuchforschers G. Kuhnke noch folgendes Gutachten von Prof. Raes erhalten:»Der Autor hat vier Argumente entwickelt, um zu beweisen, daß die den Labors zugestellten Proben nicht aus dem von Riggi entnommenen Stück des Grabtuchs stammen. Um über den Wert dieser Argumente zu urteilen, müßte man die Gewißheit besitzen, daß die Abbildungen, auf die sich der Autor bezieht, mit der Realität übereinstimmen. [1] Dies unterstellt, kann ich mich mit dem ersten und zweiten Argument einverstanden erklären und zugeben, daß sowohl die Oxford- als auch die Arizonaprobe anscheinend *nicht identisch* sind mit dem von Riggi entnommenen Stück. – Es ist für mich schwieriger, die Überlegungen des dritten Arguments zu ver-

stehen, die sich auf die Zürichprobe beziehen. [2] Was das vierte Argument angeht, so ist erwiesen, daß es viel Verworrenheit und Widersprüche in den Maßangaben der Probenstücke, die den Labors überlassen wurden, gegeben hat..«
Zu [1]: Glücklicherweise hat uns Prof. Hall selbst die Echtheit des von ihm stammenden und ihm vorgelegten Oxfordfotos bestätigt (vgl. Faksimile seines Briefes auf S. 59).

Zu [2]: Diese Bemerkung des äußerst sorgfältigen Gutachters und der Zufall, daß ich in letzter Zeit doch noch aus Frankreich das Foto von der Vorderseite der Zürichprobe sowie Raes' eigenes Foto erhielt, veranlaßten mich, daß dritte Argument (Zürichprobe ins Leere) aufgrund neuer Erkenntnisse noch mal zu bedenken und es zu korrigieren. Die bereits konzipierte Neufassung wird nicht nur einfacher und verständlicher sein, sondern auch überzeugender. Die Fadenzählmethode, auf neues Bildmaterial angewandt, deckt ca. acht Unstimmigkeiten bei der Platzverteilung der Proben im vorgegebenen Turinfeld auf.

Leider ist es technisch unmöglich, diese fällige Änderung noch in die erste Auflage zu bringen. Darum muß ich Sie um Nachsicht bitten. Das tue ich ohne zu erröten,

1. weil ohnehin jedes einzelne der vier Argumente genügt, das Faktum Probenvertauschung zu beweisen;

2. weil es in diesem Buch, dessen Entstehungs- und Verhinderungsgeschichte schon Krimistoff ist, um einen noch nicht abgeschlossenen Kriminalfall geht, was bedeutet: Jede Woche kann in Turin, Rom oder sonstwo Unerwartetes geschehen, was Einzelaussagen des Buches korrigieren mag; aber nichts, was seine Grundaussagen (Betrug am Grabtuch; Zeugnis seiner Blutspuren) und sein Grundmotiv (religiöse Rückgratverkrümmung in der Christenheit ist Faktum und ist heilbar) als irrig erweisen.

3. Ganz ungeniert korrigiere ich mich, notfalls auch weiterhin, weil wir, das heißt Schreiber und Leser, nur so dem Grundgesetz menschlicher Kommunikation genügen.

3.
Ist es wirklich das Grabtuch Jesu?

Daß die Proben vertauscht wurden, steht zwar fest, besagt aber noch nichts über Alter und Echtheit des Tuches. Auch die Kunde, daß man es schon immer für das Grabtuch hielt, genügt uns nicht. Schon zu oft in der Religionsgeschichte hat »man« sich jahrhundertelang getäuscht. Hier sollten wir uns der Grenze historischer Gewißheit gegenüber der naturwissenschaftlichen bewußt werden. Daß z. B. Goethe auch Faust II geschrieben hat, ist strenggenommen nur aus vielen Indizien als höchstwahrscheinlich zu erschließen. Denn was wollten Sie einem Literaturkritiker erwidern, der morgen mit Pathos verkündete: Vielleicht war es X. Y., der Goethes Gedankenwelt teilte und seinen Stil imitierte? Gegen das »Vielleicht« phantasiebegabter Historiker ist kein Kraut gewachsen. Im Bereich der Geschichte müssen wir das Höchstmaß an Wahrscheinlichkeit anstreben und uns damit begnügen.

Das gebietet die Vernunft und das Gebot der Nüchternheit – mit der wir auch an die Frage herangehen, wer unter diesem Grabtuch lag. Nun könnte ich seitenlang Indizien aus Fachzeitschriften ausbreiten. Aber weil es dem Zweck dieses Buches genügt, verweise ich statt dessen auf die Literaturfundgrube, die W. Bulsts Bücher darstellen,[9] und werde hier nur die Forschungsergebnisse kurz auflisten und nach Gesichtspunkten ordnen. Tasten wir uns von außen nach innen heran: Ich habe die Argumente in einer Rangfolge von »möglich« bis »höchstwahrscheinlich« sortiert.

Indizien ersten Grades: »möglich«

- Halten sich Gewebe überhaupt so lange? – In den Pharaonengräbern wurden um Jahrtausende ältere gefunden.
- Leinen in 1:3-Köperbindung gab es zur Zeit Jesu in Syrien-Palästina.
- Wie alt ist das Tuch mindestens? – Kaiser Konstantin verbot im ersten Drittel des 4. Jahrhunderts die Kreuzigung.
- Wer später einen Menschen gekreuzigt hätte, um eine Grabtuchreliquie zu »machen«, hätte die Nägel durch die Handteller getrieben, wie alle Künstler es in Kreuzigungsszenen darstellten. Was sie nicht wußten: So hätte das Gewicht des Körpers die Hände aufgerissen, und er wäre vom Kreuz gestürzt.
- Kein Maler hätte die Daumen (die auf dem Grabtuch nicht sichtbar sind) weggelassen, weil keiner wissen konnte, daß bei Durchbohrung der Handwurzel der für den Daumen zuständige Medianusnerv verletzt und so der Daumen nach innen gezogen wird.
- Kann das Tuch bemalt sein? – Bei tausendfacher Vergrößerung ist keine Farbspur, keine Verklebung der Flachsfaseroberflächen zu entdecken.
- Zum Malen wäre ein zwei Meter langer Pinsel erforderlich gewesen, denn das wie hingehauchte Körperbild ist erst aus zwei Meter Abstand erkennbar.
- Die strohgelbe Tönung der Flachsfaseroberflächen entstand durch eine Art Versengung, die unmöglich zu imitieren ist.
- Wer die Blutspuren hätte auftragen wollen, hätte kein Tierblut verwenden können. Sie stammen von Menschenblut, wie der Gerichtsmediziner Prof. Bollone nachwies.
- Der »Maler« hätte sämtliche Blutspuren (hervorgerufen durch die römische Geißel, durch Dornenkrönung,

Quetschwunden, Gliederdurchbohrung) exakt auf das leere Leinen auftragen müssen, und erst hinterher das Körperbild, denn dieses erscheint nicht unter den Blutspuren.

• Ein solcher Künstler hätte extrem intelligent und extrem dumm zugleich sein müssen. Intelligent, weil er – hätte es ihn gegeben – völlig fehlerfrei in einer Hell-Dunkel-Umkehrmethode malte, die er erstmalig und einmalig in der Kunstgeschichte perfekt anwandte. Ja, er mußte sich in Superintelligenz geradezu überschlagen, denn er malte nicht Helles und Dunkles nach Menschenart, sondern Nahes und Fernes in Millimeterpräzision. Das wurde durch Eingabe des Körperbildes in den für die amerikanische Weltraumorganisation NASA entwickelten Bildanalysator VP8 festgestellt, der nicht Helligkeitsgrade, sondern Entfernungen registriert. Und maßlos dumm war dieser Superintelligente, wenn er mit seinem außerordentlichen Können den Zweck seines Werkes vereitelte, denn durch die komplizierte Schwarzweiß-Umkehr machte er sein schwaches, ohnehin konturenloses Bild fast unkenntlich.

• Kann dieses Tuch aus Palästina kommen? – Besonders Juden trugen Vollbart und langes gescheiteltes Haar. Allerdings lebten Juden im ganzen Mittelmeerraum.

• Der Zürcher Kriminologe Frei fand auf dem Tuch 58 Blütenpollenarten. Davon sind 44 auch, 14 nur im Raum um Jerusalem nachgewiesen. Fazit: Dieses Gewebe befand sich lange Zeit in jener Gegend.

Nicht alles, was Grabtuchforscher an neuen Funden anbieten, kann ich akzeptieren und weitergeben, bevor es mir hinreichend gesichert erscheint. Beispiele: Auf den Augen römische Münzen aus der Zeit des Pilatus; hebräische Schriftzeichen auf der Stirn; Sand von den Straßen Jerusalems an den Füßen. – Warten wir's ab!

Indizien zweiten Grades: »wahrscheinlich« bis »sehr wahrscheinlich«

- Die von den Römern gekreuzigten Juden waren zelotische Widerstandskämpfer, in den Evangelien »Räuber« genannt; Terroristen, die den politischen Mord nicht scheuten. – Aber das Antlitz auf dem Tuch paßt nicht zu einem Fanatiker, der über Leichen geht.
- Gekreuzigte wurden hängengelassen, bis man ihre Leichen in eine Grube warf. Dieser wurde ehrenvoll bestattet; sogar in einem wieder zugänglichen Höhlengrab. Sonst gäbe es das Tuch nicht mehr.
- Die Kreuzigungsmethode zielte auf ein möglichst langsames, oft mehrere Tage dauerndes Sterben. Sollten die Kreuze aber schneller abgeräumt werden, dann wurden den Hängenden die Schienbeine zerbrochen, damit sie absacken und ersticken. Bei diesem Gekreuzigten wurde statt dessen die Brust angestochen – wie bei Jesus, den man nach wenigen Stunden schon für tot hielt.
- Dieser Gekreuzigte wurde ungewaschen in ein Tuch gehüllt und hingelegt, so als hätte man keine Zeit für ein ordentliches Begräbnis – wie bei Jesus, der kurz vor dem Sabbatbeginn nur vorläufig bestattet werden konnte.[10]
- Dieser Gekreuzigte wurde von einem sehr reichen Mann bestattet, der sich ein Felsengrab nach Ägypterart leisten konnte und (wohl als Tuchhändler kostbare Stoffe »gekauft habend«) von seinem Vorrat großzügig eine genau 4,36 Meter lange Bahn seltenen und teuren Köpergewebes abschneiden konnte – wie der »reiche Ratsherr Josef von Arimathäa«, ein heimlicher Anhänger Jesu.

Indizien dritten Grades: »höchstwahrscheinlich«

Hier sind Indizien gesammelt, die allein auf Jesus zutreffen:

- Zwar wurden in Palästina sehr viele Juden von den Römern als Staatsverbrecher gekreuzigt. Aber dieser muß als ein Anführer der »jüdischen Staatsverbrecher« gegolten haben, denn die römische Soldateska hat ihm eine orientalische Königshaube aus Dorngestrüpp aufgesetzt, um ihn so als Möchtegern-König der Juden zu verhöhnen – wie Jesus.

- Es war unmöglich, daß ein als Staatsverbrecher Hingerichteter ohne Sondererlaubnis der römischen Besatzungsmacht ehrenvoll bestattet wurde. Aber »Josef von Arimathäa faßte sich ein Herz und ging zu Pilatus«. Und dieser, obwohl als brutal verschrien, gab seine Einwilligung.[11]

- Wäre der so Begrabene unberührt im Grab geblieben, dann wäre das Tuch mit ihm verwest. Jesus blieb nicht im Grab.

- Daß man ein Grabtuch überhaupt aufbewahrte, obwohl für Menschen, die in der jüdischen Tradition standen, alles, was Leichen berührt hatte, als kultisch unrein galt, beweist, daß die Freunde dieses Gekreuzigten ihn nicht für tot hielten – wie Jesus.

- In den Bildpartien dieses Grabtuchs sind nicht die Fäden als ganze verfärbt, was bei Dunsteinwirkung zu erwarten wäre, sondern nur die dem Körper zugewandten und unbedeckten Oberflächen der Flachsfasern. Diese erscheinen wie vergilbt oder versengt, als ob eine vom Körper ausgehende Energiestrahlung sie »beschädigt« hätte (Kap. 5).

- Der Mann in diesem Grabtuch, obwohl als Judenkönig verspottet und gekreuzigt, wurde nicht von Juden als Märtyrer geehrt, sondern nur von Christen, die sein Grabtuch als heiliges Erbe verwahrten.

- Daß es von Christen nicht nur aufbewahrt, sondern als Bild Jesu von Anfang an heilig gehalten wurde, geht aus drei Indizien hervor:
  a) Schon sehr bald wurde dem Grabtuch links ein Streifen von derselben Webart, vielleicht sogar aus dem gleichen Stoffballen, angenäht, um so das Körperbild in die Mitte zu bringen.
  b) Um dieses in der Tat »nicht von Händen gemachte« Jesusbild ranken sich uralte Legenden (Edessa).
  c) Dieses Antlitz, obwohl nur in der Hell-Dunkel-Umkehr sichtbar, prägte schon ab dem 4. Jahrhundert die christliche Ikonographie, somit unsere bildhafte Jesusvorstellung. Hier sei besonders auf die ikonographische Gesamtdarstellung der Entwicklung des Christusbildes bei W. Bulst / H. Pfeiffer verwiesen.[12]
  Beispielhaft sei hier eine Montage aus dem Christusbild aus der Vorhalle der Hagia Sophia in Konstantinopel (9. Jahrhundert) mit dem Antlitz auf dem Grabtuch gezeigt. Die ungewöhnliche Stirnlocke im Mosaik hat der Künstler wohl angebracht, weil er die dunkle Blutspur (eine umgekehrte 3), die sich auf der linken Antlitzseite des Grabtuches findet, falsch deutete.
- Das stärkste Indiz tritt im nächsten Kapitel zutage: Das Blut dieses Mannes zirkulierte noch unter seinem Grabtuch. Das heißt: Er überlebte seine Hinrichtung.

Also ist's kein anderer als Jesus!
Wer das bestreitet, ist genötigt, den anderen namentlich zu nennen,

- der *vor* Konstantin als Judenkönig verspottet und gekreuzigt wurde;
- der dennoch ehrenvoll beigesetzt wurde, was das teure Tuch beweist;
- und zwar in einem wieder zugänglichen Höhlengrab im

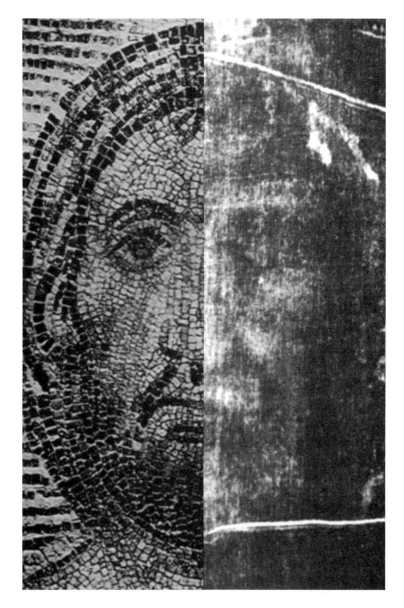

Raum Jerusalem, denn sonst wäre er mit dem Tuch in die Erde versenkt worden;

- der, obwohl »Judenkönig«, nur von Christen geehrt wurde;
- der nicht im Grab blieb, sonst wäre er mit dem Tuch verwest;
- der sogar die Kreuzigung überlebte, was die Spuren weiterfließenden Bluts auf dem Tuch beweisen.

Denn es ist, nüchtern-historisch betrachtet, absolut unmöglich, daß eine Persönlichkeit, die nicht irgendwo im Urwald, sondern im Imperium Romanum all diese Bedingungen erfüllte, derart unbekannt blieb, daß ihr Name nicht einmal in Helden- und Heiligenlegenden auftaucht. (Also auf zur Suche nach einem anderen und zum Grabtuch besser passenden Namen!)

Wer nicht bestreitet, sondern nur bezweifelt, daß es Jesus ist, müßte sich wenigstens um Argumente und Gegenargumente bemühen, statt achselzuckend die Sache auf sich beruhen zu lassen. Denn diese Frage impliziert die Glaubenslehre betreffenden Konsequenzen mit sehr konkreten kirchengeschichtlichen Auswirkungen bis heute.

Aber es gibt noch eine andere Art der Vergewisserung. Diese ist unabhängig von rationalen Argumenten, denn sie geschieht auf der Ebene des Fühlens. Freilich vermittelt auch das gesunde Gespür keine wissenschaftliche Sicherheit. Dennoch gebrauchen Sie diese »Wahrnehmung per Instinkt« unbewußt bei jeder Begegnung mit Unbekannten: Darf ich diesem Menschen trauen?

Das Buch in Ihren Händen bietet Ihnen die Möglichkeit, auch derart »persönlich« die Echtheit des Grabtuchs zu testen. Die Prüfung verläuft ganz einfach. Wenn Sie wollen, schlagen Sie Seite 33 auf, setzen sich in Ruhe diesem Bild aus und fragen sich: Kann ich dem Menschen hinter diesem Antlitz vertrauen?

4.
Das Herz pulsierte unter diesem Tuch

Zunächst klingt die kühne Behauptung in der Kapitelüber-
schrift für nüchterne Leute phantastisch, für Christen glau-
bensfeindlich, für Theologen als alter Hut aus der Irrlehren-
Schublade »Scheintodhypothese«. Auch mich konnte z. B.
die reißerisch aufgemachte »Illustrierte Sonderausgabe«
Hans Nabers (1957) mit dem Titel »Jesus nicht am Kreuz
gestorben« nicht vom Stuhl reißen. Zwei Jahrzehnte später
bemühte ich mich, herauszufinden, »was Jesus selbst wollte«[13] im Unterschied zu den Evangelisten. Aber die Ostergeschichte ließ ich unberührt; aus Unsicherheit. Dann entstand
ein Briefkreis, mit dem ich noch intensiver nach dem wirklichen Jesus suchte. Ein Freund aus diesem Kreis, Peter L.,
gab mir den Anstoß: Wie lange willst du noch um die Auferste-
hungsfrage herumgehen wie die Katze um den heißen Brei?
Da fing ich an, versuchsweise in den Passions- und Ostertex-
ten die theologisch belanglosen und christologisch unpassenden Brocken zu sammeln, die von den späteren Evangelisten
(Matthäus, Lukas, Johannes) bei ihrem frommen Bemühen,
Jesus zu vergolden, übersehen wurden. Beim Zusammenfü-
gen der für das Christusbild unpassenden Puzzlesteine ergab
sich das Jesusbild: Er wurde – ohne Wunder, sondern durch
wunderbar gefügte Zufälle gerettet – aus dem Felsengrab
des Joseph »geschleppt«, wie die Magdalenerin so unvorsich-
tig sich ausdrückte.
Heute freue ich mich darüber wie sie. Darum suche ich an den
Blutspuren auf dem Grabtuch, ob sie etwas über seine glück-
liche Rettung aussagen. Das tue ich nunmehr ohne jede

Angst, mit Phantasten in einen Topf geworfen zu werden. Denn die Phantasten sind im anderen Topf, wo man das Wirken Gottes noch mit schöpfungswidrigen Wundern beweisen muß.

In der Heilkunst bin ich Laie wie 99,9 Prozent der Leser. Allerdings, mit Leichen hatte ich sechs Jahre lang einiges zu tun. 1971 vom Pfarrdienst »beurlaubt«, arbeitete ich bis 1977 im Behelfskrankenhaus Markkleeberg als Hilfskrankenträger; hatte die Toten in ein etwas entferntes Gewächshaus zu karren. Hätte ich dort gesehen, daß aus der Oberseite einer liegenden Leiche Blut fließt, so wäre ich zum Arzt gerannt, damit er sofort, auch mitten in der Nacht, mit der Reanimierung begänne. Denn das weiß jeder Hilfskrankenträger: Eine Leiche, die still vor sich hin blutet, ist nicht tot genug – wenn 2 mal 2 nur 4 sein kann, im Himmel wie auf Erden.

Darum mein Vorschlag: Betrachten und bedenken wir zunächst als Laien mit klarem Auge und wachem Verstand die Blutspuren auf dem Tuch. Der Gerichtsmediziner Bollone hat sie als menschlich nachgewiesen. Danach befragen wir den Fachmann.

Die Stirnwunde

Tief kann sie nicht sein, denn der Abstand zwischen Haut und Schädelknochen beträgt hier nur ein bis zwei Millimeter. Sie muß dennoch lange und relativ stark geblutet haben, denn der Blutfluß (eine umgekehrte 3) mußte zwei Stirnfalten überwinden. Außerdem lag diese kleine Wundöffnung an der höchsten Stelle des flach gebetteten Körpers. Das steinerne Troggrab war nämlich mit einer Kopfstütze ausgemeißelt (wie ich sie in sizilianischen Katakomben oft beobachtete), sonst wäre das Blut, der Schwerkraft folgend, haarwärts geflossen.

Contra: Dieses Blut floß schon am Kreuz. *Pro:* Solange ein

Dorn diesen sehr kurzen und auf einem Knochengebilde endenden Wundkanal verstopfte, konnte nicht soviel Blut ausfließen, zumal die Wundöffnung während der Kreuzesposition hoch über dem Herzen lag. Wenn das Blut aber floß, nachdem die Dornenkrone bei der Kreuzabnahme entfernt worden war, so spricht das nur für Herztätigkeit nach dem angeblichen Tod.

Dazu die wichtigere Beobachtung: Aus den Dornenwunden am Hinterhaupt gelangte durch die Haare hindurch noch mehr flüssiges Blut auf die Tuchunterlage als an der Stirn. Wenn das Hinterhauptblut schon am Kreuz ausgetreten wäre, hätte es am Hals entlang nach unten rinnen müssen. Und was davon zwischen den Haaren noch klebengeblieben wäre, wäre bis zur Grablegung vertrocknet und hätte sich unmöglich so abbilden können, wie wir es auf der Tuchunterlage sehen.

Gibt es für diese vielen, starken und klar umrandeten Blutflecken eine plausiblere Erklärung als Druck- und Schwerkraft? Das bedeutet: a) Ein sehr schwacher, sich langsam wieder verstärkender Herzschlag drückte das Blut aus den Dornenwundkanälen; am Hinterhaupt stärker als auf der Stirn, weil bei Rückenlage die Hinterhauptwunden sich um etwa 25 mm tiefer öffnen als die Stirnwunden. b) Das am Hinterhaupt herausgepreßte Blut tropft der Schwerkraft folgend senkrecht durch die Haare hindurch auf die Tuchunterlage und verfärbt sie.

Die Fußwunde

Um sich auf den Fotos zurechtzufinden, muß man sich klarmachen, wie die Füße eingehüllt wurden. In das trogähnliche Steingrab wurde das neue und darum etwas versteifte Leinentuch[14] so plaziert, daß sein unteres Ende ca. 25 cm überstand, und der Körper darauf gebettet.

Nun wurde zuerst das *untere* Tuchende über Fußsohlen und Zehen hochgeschlagen, wie auf der Zeichnung dargestellt.

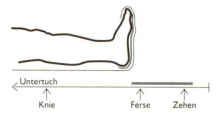

Das ergibt bei aufgeschlagenem *Untertuch* folgendes Bild:

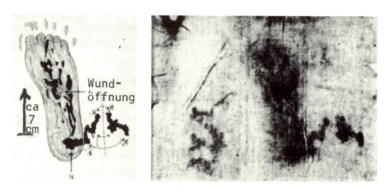

Danach wurde das *obere* Tuchende (für den Betrachter die Antlitzseite) über die Füße gezogen und dabei unter den Fersen noch etwas eingeschlagen.

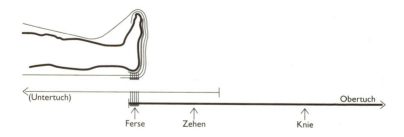

Das ergibt bei aufgeschlagenem *Obertuch* folgendes Bild:

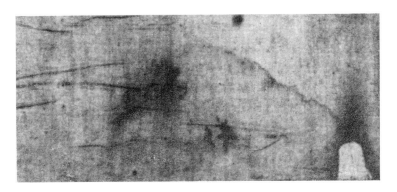

Prüfen Sie bitte anhand der Fotos, ob diese schematischen Darstellungen zutreffen. – Wenn Sie sich nun auf die Rückenseite konzentrieren, erkennen Sie: Die rechte Fußsohle (im Bild links) erscheint blutig von der Ferse bis zu den Zehen. Etwas unterhalb der Mitte erkennt man die Nagelwunde, an der Ferse eine starke Blutansammlung. Dieses Blut rann auf dem Tuch nach auswärts und bildete eine sichelförmige Lache, die sich daneben spiegelt, infolge einer Tuchfalte. Die Fußsohle ist leicht nach innen abgewinkelt. Von der linken Fußsohle erscheint nur die Fersenpartie, ebenfalls leicht nach innen gebogen. Wahrscheinlich wurde der linke Fuß über dem rechten mit einem Nagel befestigt; wohl eher auf einem waagerechten Podest als am Kreuzesstamm (damit der Verurteilte sich besser abstützen konnte und so seine Sterbequal verlängert wurde).

Beachten Sie nun die Fußpartie auf der Antlitzseite! Hier weist das Tuch, das unter die Unterlage eingeschlagen war, nur eine ungewöhnlich starke Blutlache mit seitlichem Ausläufer auf, genau entsprechend der zuvor beobachteten Blutansammlung an der rechten Ferse.

Fazit: Aus der Nagelwunde des rechten Fußes strömte so viel Blut abwärts zur Ferse, daß es dort eine Blutlache mit

Seitenarm bildete, der eine Falte (d. h. zwei Tuchstärken) durchdringen und sich so spiegeln konnte. Überdies sickerte es durch die erste Unterlage hindurch auf die zweite, auf dem blanken Stein gelagerte, wo es die stärkste Lache bildete. Und das alles konnte natürlich nur auf dem Tuch geschehen, d. h. im Grab und nicht am Kreuz oder auf dem Transport oder beim Bettungsvorgang.

Jeder Laie weiß: Leichenblut verdickt allmählich. Es sackt ab und steigt nicht hoch. Die Fußwundöffnung befand sich jedoch ca. 12 cm über der Fersenauflage und mindestens 7 cm über der Blutzufuhr aus dem Herzen. Wenn nichts ohne hinreichende Ursache geschieht, welche Kraft erhielt das Blut so flüssig, daß es durch zwei Tuchschichten sickern konnte, und drückte es in solcher Menge aus den Wunden – wenn nicht die Kraft eines noch schlagenden Herzens?

Die Brustwunde

Auf der Antlitzseite sehen Sie rechts der Brustmitte und rechts im Bild einen starken, senkrechten Blutfleck. Leider ist er durch den Flicken teilweise verdeckt. Am oberen linken Rand des Blutflecks befindet sich die Schrägöffnung eines Wundkanals von ca. 4 × 1,5 cm zwischen der fünften und sechsten Rippe.

Christen erinnern sich hier an die im Karfreitagsgottesdienst gehörte Johannespassion, in der es heißt: »Als die Soldaten zu Jesus kamen und sahen, daß er schon tot war, zerschlugen sie ihm die Beine nicht, sondern einer der Soldaten stieß mit der Lanze in seine Seite, und sogleich floß Blut und Wasser heraus. Der es gesehen hat, hat es bezeugt, und sein Zeugnis ist wahr. Und er weiß, daß er die Wahrheit sagt, damit auch ihr glaubt« (Jo 19,33–35).

Dieser Text klingt so eindeutig und wuchtig, daß kirchliche Theologen ihn nicht zu bezweifeln wagen. Aber die Redlichkeit gebietet, davon auszugehen, daß in diesem späten Evangelium besonders häufig historische Erinnerungen gebraucht werden, um theologische Thesen zu stützen. Darum ist zu fragen: Was bedeutet dem Johannes das »und Wasser«? Sie mögen es nachlesen unter Jo 3,5; 4,10–15; 7,38. Weiter ist realistisch nachzufragen: Daß Blut herausfloß, konnten alle Umstehenden sehen, auch die Jüngerinnen. Aber das farblose Wasser neben dem Blut wäre doch nur mit einer Lupe erkennbar gewesen.

Wer war also der nicht genannte Zeuge? (Daß der Jünger Johannes mit der Mutter Jesu unter dem Kreuz stand, ist nach dem historisch glaubhaften Bericht des ältesten Evangeliums, dem auch Matthäus und Lukas folgen, wiederum nur johanneische Theologie.)

Fazit: Der Johannestext kann weder redliche Theologen noch redliche Naturwissenschaftler hindern, unbefangen an das Problem heranzugehen, ohne das »Wasser« zu beachten.

Verfolgen wir genau den Weg des Blutes aus der Brustwunde auf den folgenden Bildseiten.

Ein kurzer Strom, so breit wie die Wunde, floß senkrecht, was bedeutet: solange der Körper noch am Kreuz hing. Ein anderer Blutstrom, trotz des Flickens gerade noch erkennbar, ergoß sich zur Seite unter den rechten Arm, was bedeutet: so konnte er nur bei flach liegendem Körper fließen.

Suchen Sie nun auf der Rückenseite (jetzt links), wo das von der Brust herabfließende Blut zum Vorschein kommt! Leider ist dies wieder durch die Flicken verdeckt. Aber etwas weiter unten entdecken Sie zwei unregelmäßige (von den geraden Tuchfalten zu unterscheidende) Blutbäche quer über den ganzen Rücken. Hinzu kommt: Das Blut war in diesen beiden Bächen noch so reichlich und so flüssig, daß es durch die Tuchunterlage sickerte.[15] Sie können, wenn Sie sich für normal erwachsen halten, mit einem Meterband an sich selbst diesen Weg nachmessen und werden auf 70 bis 75 cm kommen. Das ergibt eine Blutmenge von mindestens 0,2 Liter.

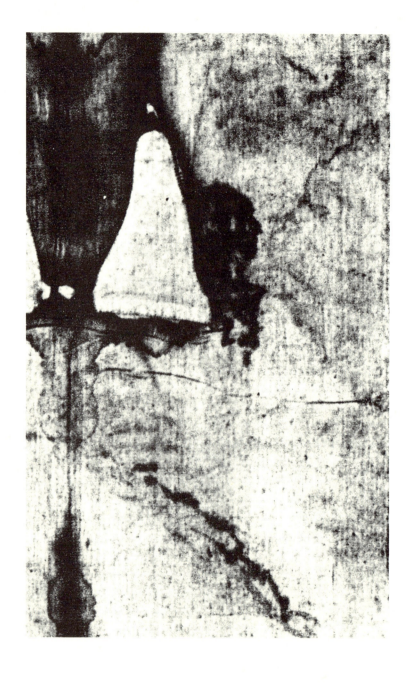

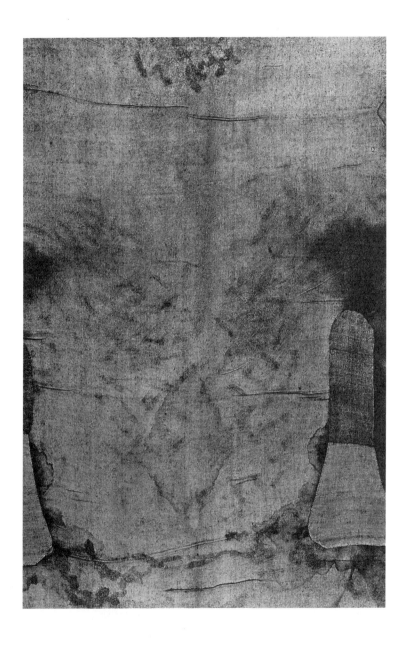

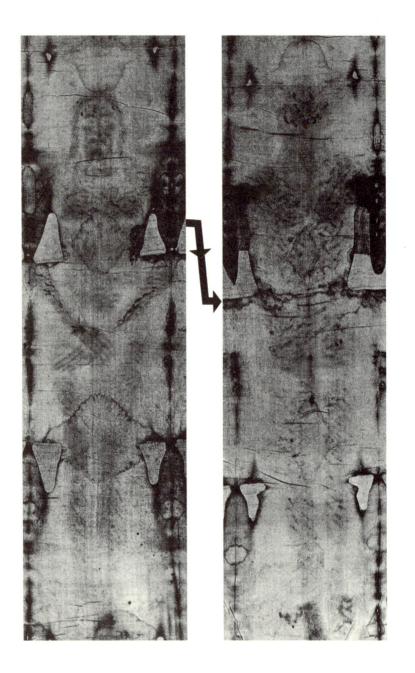

Und deren Gewicht mußte auf die Höhe der Brustwunde gebracht werden, damit sie von da überlaufen konnte. Dafür brauchte das Blut den nötigen Druck, entweder von außen oder von innen. Wenn aber niemand in der Grabhöhle war, der ständig von außen auf eine liegende Leiche drückte, kann nur das Herz von innen soviel Blut hochgepumpt haben. Also war es keine Leiche?

Weil aber Mediziner unter den Sindonologen (Grabtuchforschern) das Gegenteil behaupten, fragte ich mich, ob meine Laienlogik nicht doch entscheidende Momente übersah. Also sammelte ich in der Grabtuchliteratur Pro-Tod-Argumente. (Dabei halfen mir dankenswerterweise Prof. W. Bulst und der Sekretär des Centro Internazionale di Sindonologia, G. Moretto.) Interessierten Medizinern nenne ich hier die wichtigsten Quellen,[16] interessierten Laien die wichtigsten Argumente: Das Körperbild zeige Leichenstarre; ebenso die Binden um Kinn, Hände und Füße; die (nur im ultravioletten Licht sichtbaren) Serumhöfe verweisen auf postmortales Blut.

Ich fragte Prof. Baima Bollone, Gerichtsmediziner in Turin, wie ohne Herztätigkeit zu erklären sei, daß aus der Brustwunde eines liegenden Körpers soviel Blut fließt. Er antwortete, meine Annahmen (ca. 70 cm Länge; ca 0,2 l Menge) indirekt bestätigend, die Ursache sei in den Manipulationen mit der Leiche beim Bestattungsvorgang zu suchen.[17] Aber schon zuvor hatte ich die gleiche Frage Herrn Prof. W. Bonte, dem Leiter des Instituts für Rechtsmedizin der Universität Düsseldorf, vorgelegt. In meinem Brief verschwieg ich bewußt, daß es sich um den Kriminalfall »Golgatha und Grabtuch« handelt, denn er sollte bei seiner Urteilsfindung völlig frei bleiben können von eventuellen Vor-Urteilen oder Befürchtungen. Seine Stellungnahme im Wortlaut:

»1. Am Leichnam kann Blut aus einer Wundöffnung spontan nur dann abfließen, wenn

a) die Wundöffnung im Bereich der sog. Hypostase, also im Totenfleckenbereich liegt oder

b) die Wundöffnung in eine bluterfüllte Höhlung führt, das Blut noch (wenigstens teilweise) flüssig ist und der obere Spiegel einen höheren Bodenabstand hat als die Wundöffnung.

2. Nach Ihrer Beschreibung lag die Wundöffnung aber in der rechten vorderen Brustwand etwa 10 cm rechts der Mittellinie. Bei Rückenlage des Leichnams entspricht dieses ziemlich genau dem höchsten Punkt des Leichnams. Demnach waren beide Bedingungen nicht erfüllt:

a) Die Wundöffnung lag weder im Bereich der Hypostase,

b) noch konnte durch diese Wundöffnung Blut aus der rechten Brusthöhle abfließen, weil dieses entgegen dem Flüssigkeitsdruck zunächst hätte nach oben steigen müssen. Dasselbe gilt für andere in Frage kommende Blutungsquellen (Lunge, Lungengefäße, Herzhöhlen).

3. Eine spontane postmortale Entleerung von Blut aus einer solchermaßen lokalisierten Wundöffnung halte ich demnach für undenkbar.

4. Hingegen wäre ein Blutaustritt in dem von Ihnen beschriebenen Ausmaß einschließlich der Flußrichtung mit der Vorstellung vereinbar, daß der Betreffende zu dieser Zeit noch lebte. In der rechtsmedizinischen Praxis ist es keine Seltenheit, daß bei einem auf dem Rücken liegenden, noch lebenden Opfer, Blut aus einer Wundöffnung genau der hier beschriebenen Lokalisation und in der von Ihnen beschriebenen Flußrichtung abläuft. Dieses trifft insbesondere dann zu, wenn größere arterielle Gefäße eröffnet sind und wenn – eben der Blutdruck die erforderliche vis a tergo für den Anstieg der Blutsäule entgegen dem hydrostatischen Druck aufbringt.«[18]

Erst nach diesem Brief eröffnete ich Prof. Bonte, daß es sich um das Turiner Grabtuch handelt, legte ihm die einschlägigen Fotos, aber auch die Literatur mit den Gegenargumenten vor. Am Ende unserer Diskussionen bat ich ihn, seine Antworten auf die verschiedenen Leichenhypothesen mir schriftlich in einer für Laien verständlichen Form mitzuteilen, damit ich sie in diesem Buch weitergeben kann. Er ging darauf ein. Im folgenden sein Antwortbrief:

Sehr geehrter Herr Herbst,
unser ausführliches Gespräch von heute morgen veranlaßt mich, meine Stellungnahme zu einigen Argumenten bzw. Gegenargumenten kurz schriftlich niederzulegen.

Zunächst ging es um die Frage, ob das Blutspurenmuster am Leichentuch dafür spricht, daß die betreffende Person bei der Plazierung in das Leichentuch bereits verstorben war oder noch lebte, also scheintot war. Ich will meine frühere Argumentation nicht wiederholen; nach meiner Auffassung spricht alles dafür, daß die Kreislauftätigkeit noch nicht erloschen war. Selbstverständlich stimme ich Herrn Prof. Bollone zu, daß es im Rahmen des Transports eines Leichnams auch quasi passiv zum Austritt von Blut aus einer Bruststichwunde kommen kann. Indes wird man dann die Frage stellen müssen, ob das Leichentuch bereits zu Beginn des Transports um den Leichnam gewickelt wurde. Ich meine, daß in diesem Fall allerdings kein sozusagen statisches Spuren- und Abdruckmuster entstanden wäre, welches ausnahmslos eine direkte topografische Zuordnung zu einem liegenden Körper erlaubt. Vielmehr hätte ich dann auch zahlreiche Wischspuren erwartet, deren Lokalisation mehr zufällig und unregelmäßig verstreut gewesen wäre. Das tatsächlich zu erkennende Muster spricht nach meiner Meinung dafür, daß die betreffende Person erst bei der Grablegung in das Tuch gewickelt wurde, und zwar höchstwahrscheinlich in der Form, daß zunächst der Körper auf das Tuch gebettet und dieses zur anderen Hälfte dann über den Körper gelegt wurde. Ich kann mir nicht vorstellen, daß es bei dieser Bettung zu einem passiven Austritt größerer Blutmengen kommen konnte. Über ein anderes Phänomen ist meiner Meinung nach bisher sehr viel unqualifiziertes gesagt worden. Ich meine die Differenzierung zwischen eigentlichen Blutspuren und diese umgebenden Serum-Vorhöfen, die als Beleg für Leichenblut angesehen wird. Generell ist zu sagen, daß Leichenblut sich jedenfalls in der ersten Phase nach dem Tode praktisch nicht vom Blut eines Lebenden unterscheidet. Man hat früher in großem Umfang Leichenblut zu Transfusionszwecken eingesetzt. Wenn sich aber das eine von dem anderen nicht unterscheiden läßt, kann auch nicht aus irgendwelchen Befunden abgeleitet werden, daß es sich um das eine oder das andere handelt. Es ist richtig, daß es bei einer Blutung in die Brusthöhle zu einem Absinken von Blutkörperchen kommen kann und quasi Serum übersteht. Wenn ein solcher Erguß durch passive Bewegung des Körpers zum Abfluß nach außen gebracht wird, kann also auch einmal vornehmlich Serum abfließen. Diese Blutkörperchenabsenkung setzt u. U. bereits zu Lebzeiten ein. Mithin kann man aus dem Endergebnis wiederum nicht ablesen, ob der Betreffende bereits verstorben war oder noch lebte. Ich bin daher der Überzeugung, daß aus diesem speziellen Befund überhaupt nichts abzuleiten ist, also weder, daß es sich um Leichenblut noch, daß es sich um das Blut eines Lebenden gehandelt haben muß.

Schließlich ging es um die Frage, ob aus irgendwelchen Befunden am Leichentuch abzulesen ist, ob bereits Totenstarre eingetreten war. Ich möchte dieses klar verneinen. Die Position, so wie sie aus dem Leichentuch ablesbar ist, kann meiner Überzeugung nach auch von einem noch Lebenden, also Scheintoten eingenommen werden. Unverständlich ist mir die Argumentation, eine – mögliche – Fesselung im Unterarmbereich spräche dafür, daß bereits Totenstarre vorhanden gewesen sein müsse. Eine Fesselung oder besser Fixierung der Arme bzw. Hände in der am Leichentuch ablesbaren Position kann doch nur dann sinnvoll sein, wenn die Leichenstarre eben noch nicht eingetreten ist. Und zwar deshalb, weil man damit doch nur anstreben kann, die Hände in eine Position zu bringen, die dann bei schließlich einsetzender Totenstarre quasi eingefroren wird. Wenn andererseits Totenstarre bereits eingetreten war und die Hände beispielsweise nicht in der gewünschten Lage übereinander lagen, dann kann man das nicht mit einer einfachen Fesselung erreichen. Hierzu muß man die Leichenstarre mit erheblichem Krafteinsatz brechen. Danach aber wäre wiederum keine Fesselung erforderlich. Mit anderen Worten: Es wurde nicht überzeugend dargetan, daß die Unterarme tatsächlich gefesselt waren; man kann dieses andererseits nicht sicher ausschließen. Selbst wenn eine Fesselung existierte, belegt sie nicht das Vorhandensein dafür, daß Totenstarre noch nicht vorhanden war.

Mit freundlichem Gruß

Ihr
(Prof. Dr. W. Bonte)

Also ist er nicht am Kreuz gestorben. Er wurde gerettet und konnte weiterwirken. Welch ein Glück; für ihn und seine Freunde!

Wer zunächst erschrickt bei dieser Erkenntnis, weil sie ungewohnt ist, dem rate ich: Laufen Sie nicht weg! Sie werden merken: Das wirkliche Osterereignis ist *größer* als seine Verpakkung in Wunderlegenden. Der lebende Grashalm ist mehr als eine gemalte Orchidee, und das reine Antlitz eines guten Menschen ist weit besser als die goldene Maske, mit der man ihn überhöhen möchte.

Jedoch, um nüchtern zu bleiben, müssen wir beachten: Daß sein Herz unter diesem Tuch sicher noch pulsierte, beweist noch nicht, daß er aus dem Koma erwachte. Zwar erzählen die Evangelien allerlei Erscheinungsgeschichten, aber das Mißtrauen des Historikers ihnen gegenüber ist berechtigt. Es wäre ein großer Gewinn, wenn das Tuch uns auch über das Wiedererwachen Jesu etwas sagen könnte.

5.
Wie entstand das »Licht«bild auf dem Leinen?

Das sind die rätselhaften Eigenheiten des Körperbildes auf dem Turiner Tuch, deren Entstehung noch nicht geklärt ist: Das Bild ist wie leicht hingehaucht, ohne Konturen, erst aus 2 Meter Entfernung zu erkennen; es wirkt gespenstig und wird nur in der Hell-Dunkel-Umkehr zum richtigen Menschenbild. Dann aber kann dieses Antlitz den, der sich ihm aussetzt, bis in die Tiefe ansprechen.

Schon im 4. Jahrhundert nannte man es »a-cheiro-piitèn«, nicht von Hand gemacht, und dachte wohl an Wunder. Ich muß jede Wundererklärung ausschließen, weil der Gott, den ich durch Jesus kennengelernt habe, keine Wunder wirkt. Und weil diese Flucht in den Nebel zur frommen Lüge führt.

Zuerst bedauerte ich, kein Naturwissenschaftler zu sein. Aber nun tröste ich mich so: Nur einem Laien, der nicht Rang und Namen verteidigen muß, ist es erlaubt und fällt es leicht, dumme Fragen zu stellen. Genau das will ich hier tun. Wenn es Wissende erheitert, ist auch ein gutes Werk getan.

Zur Frage nach der natürlichen Entstehung dieses Bildes, für das es in Natur- und Kulturgeschichte keinen Vergleich gibt, sammle ich zunächst die erreichbaren Fakten: was Grabtuchforscher beobachteten, was Naturwissenschaftler im Labor entdeckten, und was Jesu Zeitgenossen von ihm berichteten. Damit verbinde ich eine Vermutung, wie das alles zusammenhängen könnte.

Was Grabtuchforscher beobachteten

Die internationale Fachzeitschrift *Advances in Archeological Chemistry*[19] brachte 1984 einige Daten zum Färbungsvorgang:

① Die Flachsfasern, aus denen die Leinenfäden gesponnen sind, zeigen auch bei stärkster Vergrößerung keinerlei Farbmantel und sind nicht miteinander verklebt. Sie sind »in sich« verfärbt.

② Nur die obersten Fasern der dem Körper zugewandten Fäden sind verfärbt. Sie verlieren sofort ihr strohgelbes Aussehen, wo ein Querfaden sie überdeckt.
Folgerung: Keine Art von Ausdünstung (Körperschweiß, Aromata etc.) konnte diese Färbung verursachen. Dunst und Dampf würden ringsum auf den oberen Faden einwirken, auch auf den darunterliegenden. So bleibt als Ursache nur eine Energie, die dem Licht ähnelt. Dessen Strahlen können keine krummen Wege gehen wie der Qualm.

③ Die gefärbten Fasern zeigen bei Vergrößerung 1:1000 statt irgendwelcher Farbträger nur »corrodet surfaces«, durch Korrosion beschädigte Oberflächen. Sie sind wie vergilbt oder leicht versengt infolge Oxydation und Dehydrierung (Sauerstoffzufuhr und Wasserstoffentzug).
Folgerung: Die vom Körper ausgehende Energie wirkte fast wie Hitze und/oder wie Licht. Langsam vergilbt die Sonne unsere weißen Gardinen; schneller versengt Zigarrenglut die Jacke; blitzartig beschädigt der durch die Fotolinse gesammelte Lichtstrahl den lichtempfindlichen Filmbelag. Ähnliches geschah mit dem Tuch.

④ Aber dem widerspricht wieder das überraschende Forschungsergebnis von S. F. Pellicori: Die dunkleren Stellen auf dem hellen Originalbild kamen nicht durch intensivere Vergilbung der Fasern zustande, sondern dadurch, daß hier pro Flächeneinheit zahlenmäßig mehr Punkte korrodierten.[20] Die andere Überraschung: Der Grad der Vergilbung ist bei allen getroffenen Punkten im Prinzip der gleiche (10 Prozent Schwankungsbreite), ob die Körperoberfläche als »Sender« am Nasenrücken nur 1 mm oder in den Augenhöhlen 10 mm entfernt ist.

Folgerung: Das Verhalten dieser noch unbekannten Energie ist geradezu kurios im Vergleich zum Licht. Dessen Strahlen gehen prinzipiell, d. h. bei Ausschaltung aller Hindernisse, ins Unendliche, aber ihre Intensität nimmt ab mit dem Quadrat der Entfernung. Dagegen erscheint die Wirkweise der Energie, die das Leinen im Grab vergilbte, so fremdartig, daß ich sie nur in der Märchensprache verdeutlichen kann: Professor Aladin hat fünf Gäste eingeladen, seine Wunderlampe zu bewundern. Sie stehen in ein Meter Entfernung nebeneinander. Ihre zehn Augen sehen das Licht. Aladin rückt es 10 cm ab, und nur neun sehen es; 20 cm – und nur acht sehen es. So trickst er weiter, bis in 1,90 m Entfernung nur noch eines von zehn Augen das Licht sieht. Jetzt noch einen Zentimeter zurück und für die zehn offenen Pupillen ist alles finster. Da munkeln die Gäste des Magiers: Was von seiner Lampe ausgeht, ist kein Licht, sondern so etwas wie einzelne energiegeladene »Stangen« von unterschiedlicher Länge.

Die Einwirkung der Märchenlampe auf die zehn Augen, übertragen auf die vergilbende Wirkung der vom Körper ausgehenden Energie auf die Flachsfasern ergibt folgendes Bild:

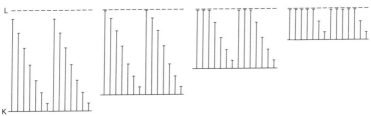

L: Das Leinen, dessen Flachsfaserhäute als »Filmbelag« dienen
K: Der Körper in unterschiedlichem Abstand zum Leinen

Je kürzer der Weg, desto öfter (nicht desto stärker) werden Faserhäute vergilbt durch Energiestöße unterschiedlicher Reichweite, die wegen ihrer gleichbleibenden Endstärke wie Stangen wirken. Aber wo gibt es Vergleichbares in der Natur? Oder im Labor?

Was Naturwissenschaftler entdeckten

Der Rumäne Prof. I. F. Dumitrescu hat 1975 bis 1978 zwölf experimentell überprüfte elektrographische Methoden entwickelt und 1979 das Buch »Elektronographie«[21] geschrieben, nach dem Herausgeber A. Lerner, dem Präsidenten des Deutschen Forschungszentrums für Medizin und Biophysik, ein »Standardwerk«. Vor allem auf Dumitrescus Ausführungen stütze ich mich bei der nun anstehenden Frage: Gibt es überhaupt Phänomene, die dem bisher beispiellosen Vergilbungsprozeß auf dem Turiner Tuch ähneln?

Schon 1939 hat das russische Forscherehepaar Kirlian nachgewiesen, was frühere vermuteten: Jedes Lebewesen produziert an seinen Körpergrenzen elektroluminiszente Entladungen. Bei dem Rumänen Dumitrescu ist die Kirlianfotografie dem System der Elektrographie eingeordnet und durch eigene Forschung zur Elektronographie weiterentwickelt. Vielleicht bietet er Hilfen zum Verständnis des »Licht«-bildes auf dem Turiner Tuch. Hier ein paar elektronographische Fakten:

① Durch einen *einzigen* Impuls von *Höchstspannung* wird im Labor an der Grenzzone von Organismen (= Haut) eine Primärstrahlung hervorgerufen. Dabei wird die Energie des durch den Impuls entstandenen elektromagnetischen Feldes in *leuchtende Strahlung* verwandelt.

② Im Unterschied zur Elektrographie nach Kirlian braucht die Elektronographie *keinen Raum zwischen Haut und Bildschirm* zur Beschleunigung der Elektronen.
③ Nur bei *lebenden Organismen* funktioniert die Elektronographie effektvoll.
④ *Psychische Erregungen verstärken und verändern* die bioelektrischen Vorgänge im Hautbereich zwischen dem sog. inneren elektrischen Medium und dem äußeren, worin sich der lebende Organismus integriert; so z. B. negative Emotionen, die zum Schweißausbruch führen können (und ich füge hinzu: ebenso die »strahlende« Freude).

Auf der folgenden Seite einige Fotos aus der Werkstatt des Elektrographen, die uns wenigstens eine Vorstellung vermitteln, wie alles Lebende »strahlt«.

Ein Blatt der Dreimaster-Blume

a) Lebend. Man beachte auch das interne Strahlungsgefüge.

(unten)

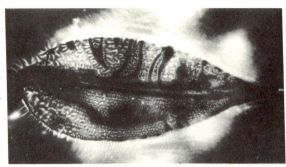

b) Gepflückt, die Spitze weggerissen. An den Wundstellen wie zitternd.

(unten)

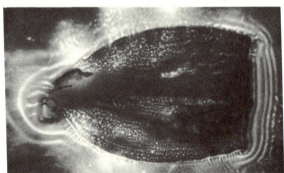

c) Weiter zerstört. Nach 24 Stunden tot.

(unten)

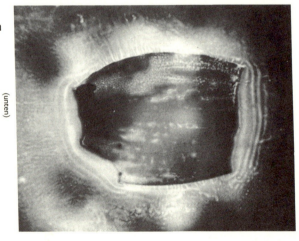

Die Aufzeichnung der normalen »Aura« einer Hand mit Hilfe einer Hochspannungsmaschine.

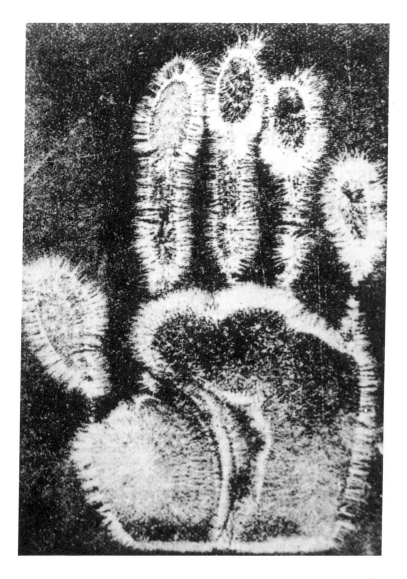

Niemand erwartet, daß Elektronographie die Entstehung des »Licht«bildes auf einem Grabtuch restlos erklären oder gar im Labor reproduzieren kann. Vor allem deshalb nicht, weil das alles entscheidende Moment, der *hinreichend starke Impuls*, der vom Organismus (richtiger gesagt: von der Person) des Wiedererwachten ausgehen mußte, »außergewöhnlich« ist. Wir können die psychosomatische Bedingung dieser momentanen Energieentladung (eine andauernde hätte die Konturen verwischt und schließlich das Tuch verbrannt) unmöglich zu Versuchszwecken wiederholen. Die Emotion Freude und Dank bei einem reinen Menschen wie Jesus im Augenblick seines Erwachens aus dem Koma läßt sich nicht »machen«.

Darum wollte ich den Autor Prof. Dumitrescu fragen, ob er es für sinnvoll hält, die Lösung des Grabtuchrätsels in der oben angedeuteten Richtung zu suchen. Leider konnte ich ihn trotz der im Buch angegebenen Adresse nirgendwo mehr finden. So bleibt mir nur die Hoffnung, daß meine Frage per Zufall einem kompetenten Naturwissenschaftler zu Ohren kommt, der so freundlich ist, darauf einzugehen. Wir kämen schon ein Stückchen weiter auf der Suche nach einer mirakelfreien Lösung, wenn sich herausstellt, daß die oben skizzierte laienhafte Vermutung irrig ist. Dann müßten wir auf einer anderen Spur weitersuchen.

Was Jesu Zeitgenossen berichteten

Das Wichtigste: Im Gegensatz zur gewaltsamen Frömmigkeit seiner Umgebung strahlte er ein so natürliches, ungebrochenes Gottvertrauen aus, daß Kranke, die sich davon anstecken ließen, wieder von innen nach außen heil wurden. Aber das Besondere inmitten jener wundersüchtigen Generation war sein nüchterner Realismus: »Dein Vertrauen hat dich geheilt, nicht meine Mantelquaste!« Er weigerte sich konstant, seinen inneren Gottesauftrag durch »Zeichen vom Himmel« zu beweisen.

Zur Stärke seiner Emotionen: Am Ölberg preßte die Todesangst ihm den Schweiß aus den Poren (was Christusverehrer später nicht erfinden konnten). Aber auf dem Berg Tabor »strahlte« er vor Gottesfreude, psychisch und physisch. Ich habe Gründe genug, den diesbezüglichen Bericht (allerdings nur den noch nicht verchristlichten nach Markus) für historisch zu halten; gegen die Meinung moderner Exegeten, er sei eine nachösterliche Epiphanielegende.[22] Hier Mk 9,2 f wörtlich:

»Er wurde vor ihren Augen verwandelt.
Seine Gewänder fingen an zu glänzen, wurden sehr weiß, wie kein Walker im Lande derartig weißen kann.«

So redet kein Theologe, sondern ein einfacher Handwerker, der genau hinguckt und sich sagt: Donnerwetter, so was bringt bei uns kein Walker fertig!

Der biographische Kontext: Nach seiner Taufe (Mk 1,9–11) erlebte Jesus den wirklichen Gott ganz anders, als sein Novizenmeister, der Apokalyptiker Johannes, ihn ankündigte: Die Schranken zwischen Gott oben und Mensch unten sind aufgerissen, und herunter kommt kein zorniger Richter, sondern *to pneuma*, der Atem, die Lebenskraft, *eis auton*, in ihn hinein. Er sieht keinen Thronenden wie andere Propheten. Er empfängt nur die »Stimme«, d. h. die klare, innere Gewißheit: »Du bist mein Sohn, ich liebe dich.« Fortan bewegt ihn dieser ATEM, durch den der Schöpfer seine Schöpfung belebt. (Schade, daß man ihn mit »Geist« übersetzte, der mit »Spuk« zu verwechseln ist!)

Was diesen »Sohn« nunmehr von den frommen Gottesknechten unterscheidet, ist sein *ungebrochenes* Gottvertrauen und seine *ungehemmte* Gottesfreude. Wo der Bräutigam (Gott) im Saal ist, können seine Gäste unmöglich ein Trauerfasten halten. Die unbändige, natürlich auch leibhafte, den Wein nicht verschmähende Freude über den gegenwärtigen, guten Schöpfergott ist das Echtheitssiegel der jesuanischen (nicht mehr der christlichen) *religio*. Um diese dem ganzen Volk anzubieten, mußte er zuvor den Widerstand der Hierarchie überwinden,»Jerusalem erobern«. Jetzt soll ihm nur folgen, wer bereit ist, eher zu sterben, als zu kapitulieren. Aber dazu braucht man die innere Gewißheit, daß er, den»die Maßgeblichen« in Israel als Irrlehrer verteufelten, wirklich auf der Seite Gottes steht, mit anderen Worten, daß das von ihm angekündigte Reich Gottes in ihm selbst schon»da ist«. Diese Gewißheit war nicht mehr durch öffentliches Predigen und Krankenheilen zu vermitteln. Die konnte er nur einigen intimen Freunden gewähren, indem er sie seine eigene»Kraft aus Gottvertrauen und Gottesfreude« wahrnehmen, unmittelbar erleben und»sehen« ließ.

Von daher ist das Jesuswort in Mk 9,1 zu verstehen:»So ist es und ich sag's euch: Es sind *einige* unter denen, die sich hier aufgestellt haben [zum Kampf um Jerusalem], die werden keineswegs den Tod [ihre zu erwartende Hinrichtung] kosten, bis sie *gesehen* haben, daß das Reich Gottes schon gekommen ist, und zwar in Kraft *[en dynamei].*« Darauf folgt unmittelbar:»Und sechs Tage später nimmt Jesus den Petrus und Jakobus und Johannes mit sich und führt sie hinauf auf einen hohen [= wichtigen] Berg, sie für sich, nur diese.«

Und diese brauchten auf dem Berge nicht mehr zu»glauben«, sie durften»sehen«, daß der Mensch Jesus von seinem Schöpfer und Vater ganz durchherrscht ist (das bedeutet Gottesherrschaft, Gottesreich). Sie sahen es, als er betend sich Gott zuwandte und anfing, *vor Freude zu glühen*, totaliter: psychosomatisch, physisch, optisch. Und wie eigenartig dabei sein Gewand glänzte, das schafft natürlich kein Walker. Weil es von innen her durchlichtet war.

Die entscheidende Frage

Außerordentliche psychophysische Krafttaten Jesu (daß er Kranke heilte, daß er auf dem Tabor sein Gewand durchstrahlte) werden zwar glaubhaft berichtet, jedoch vermischt mit unglaubhaften Mirakellegenden (Leichenzauber, Feigenbaumverfluchung etc.). Sie sind heute nicht mehr exakt nachprüfbar. Dagegen ist die Lichtbild-schaffende Vergilbung der Flachsfaserhäute auf dem Grabtuch a) ein Faktum, heute sichtbar, meßbar, untersuchbar; b) nicht mehr durch zufällige chemische, dunstartige Wirkursachen, sondern nur noch als psychophysische Kraftwirkung eines *Lebenden* bei emotionaler *Hochspannung* erklärbar.[23]

Die Frage, die sich heute stellt, nachdem elektronographisch erkannt ist, daß jedes Lebewesen auraähnlich strahlt: Wo liegt die Ursache für das enorme Mehr an Strahlkraft, die auf das Grabtuch einwirkte? Ist sie unnatürlich, naturwidrig, wie es z. B. die Wiederbelebung einer abgestorbenen Zelle wäre? Oder ist die Ursache eine Aufgipfelung naturgemäßer psychophysischer Kräfte, die uns zwar noch nirgendwo so stark begegnete, die aber in sich möglich, also kein schöpfungswidriges Wunder wäre? Wenn wir letzteres in naturwissenschaftlicher Redlichkeit bejahen dürfen, dann wird in Sachen Religion (re-ligio bedeutet Rück-Bindung an den Schöpfer) ein elementares Umdenken fällig. Dann erweist sich nämlich der alte Krieg zwischen Theologen und Naturwissenschaftlern als kindisch. Dann können Theologen endlich annehmen, daß es keinen über-natürlichen Gott gibt, sondern nur den natürlichen, den guten Schöpfer, der sich für immer an seine Schöpfung bindet. Dann brauchen sich Naturwissenschaftler nicht länger zu scheuen, religiös zu sein, sondern können endlich akzeptieren, daß der – wenngleich unbekannte – Gott das Natürlichste in der Natur ist.

Was auf dem Spiel steht, was dieses Leinen bezeugt, sowohl durch die Spuren weiterfließenden Blutes als auch durch das auraähnliche Körperbild, ist in der Tat systemerschütternd: ein anderer Jesus, als Paulus der Christenheit predigte, und ein anderer Gott, als die biblischen Wundergeschichten ihn darstellen. Wer das Ausmaß der Konsequenzen ahnt, hat auch Verständnis für die tiefe, niemals ausgesprochene Angst der Glaubensrichter, die hohe oder höchste Verantwortung tragen: Darf man diese Erschütterung zulassen? Den Inquisitoren helfen, sich von ihrer Gespensterangst zu befreien, ist besser als sie beschimpfen. Das war jedenfalls die Heilmethode des als Erzketzer hingerichteten Jesus.

6.
Tätersuche

Zur Vorgeschichte des 21. April 1988

1980 sagt Johannes Paul II., seit 1978 auf dem Stuhl Petri, nach seiner privaten Turinwallfahrt, das Tuch sei »eine mysteriöse Reliquie, ein ganz einmaliges und überraschendes Zeugnis des Todes und der Auferstehung Jesu«, und fügt hinzu: »*Wenn* wir die Argumente vieler Wissenschaftler akzeptieren«.[24]

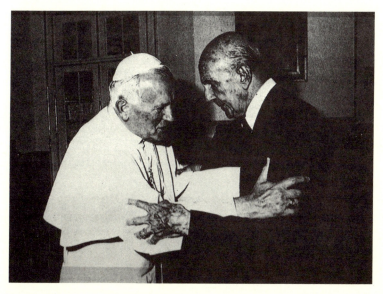

Papst Johannes Paul II. mit Umberto II. von Savoyen

1983, kurz vor dem Tod von Exkönig Umberto von Savoyen (18. März), besucht ihn der Papst in Portugal und läßt sich von ihm das Grabtuch durch Schenkung übereignen.

1983 erbringt das British Museum auf Ersuchen des Vatikans den Nachweis, daß eine C-14-Datierung des Grabtuchs mit vertretbar geringem Materialverbrauch möglich ist. Nun kann das Unternehmen geplant werden:

- Pro Labor werden zumindest 50 mg benötigt.
- Man kann das spezifische Gewicht des Tuches (23 mg/cm^2) errechnen aus dem »Raes-Dreieck«, das Prof. Raes schon am 15. November 1976 nach Turin zurückgeschickt hatte.
- An diesem Dreieck ist auch erkennbar, wie eine zum Vertauschen geeignete Stoffprobe aussehen muß: 1:3-Köperleinengewebe, 40 Kettfäden pro Fischgrätenbahn. Ehe ein solches Stückchen Tuch nicht beschafft ist, kann das Unternehmen nicht starten.

1986 gibt Kardinal Ballestrero grünes Licht für die Vorbereitung des C-14-Tests. Unter seiner Verantwortung findet in Turin vom 29. September bis zum 1. Oktober die erste Vorbereitungskonferenz statt; als federführenden Koordinator wählt er Dr. Tite vom British Museum, London. 21 Wissenschaftler nehmen teil. Laut Kommuniqué wird die Zusammenarbeit mit Experten anderer Wissenschaftszweige und den durch langjährige erfolgreiche Arbeit ausgewiesenen Grabtuchforschungsgremien vereinbart. Radiocarbonlabors werden aufgefordert, ein Programm für die Datierung des Grabtuchs zu erstellen.

1987, im Oktober, wählt der Kardinal von den sieben Labors, die ein Programm vorgelegt hatten, drei für die Durchführung des Tests aus: Tucson (Arizona), Oxford, Zürich. Zugleich bittet er das British Museum, zwei zusätzliche Vergleichsproben zu beschaffen und die statistische Analyse der Testergebnisse zu erstellen.

Verwunderliches: Kirchennahe und grabtuchfreundliche Wissenschaftler werden nacheinander ausgeschaltet, so der Präsident der päpstlichen Akademie, Prof. Carlos Chagas, den man nur noch als Privatmann ohne Mitspracherecht zulassen wollte, worauf dieser verzichtete; gegen die Abmachung von 1986 auch alle verdienstvollen Forschungsgremien wie STURP (Shroud of Turin Research Project; Amston, Connecticut, USA). Von den sieben Labors, die Programme erstellten, werden drei kirchenferne ausgewählt, dazu ein kirchenferner Koordinator. Das alles arrangiert der Kardinal laut Brief vom 10. Oktober 1987 an die sieben Labors »im Auftrag des Heiligen Stuhls«. Auch Kirchenferne einzubeziehen ist korrekt. Daß der Vatikan aber nur Kirchenferne zur Durchführung und Kontrolle der Grabtuchdatierung zuließ, weckt die Frage nach dem Zweck dieses ungewöhnlichen Verhaltens.

1988, Ende Januar. Auf einem Meeting in London wird vereinbart: a) »daß auf ausdrücklichen Wunsch von Turin die drei Laborleiter der Probenahme nur als Gäste beiwohnen dürfen und somit keinen Einfluß auf das Prozedere vor Ort haben«, b) daß der zu testende Streifen ca. 10 × 70 mm groß sein wird. Denn nur diese Größe und Form der Probe ist realistisch: groß genug für 3 × 50 mg Material; klein genug, um das Tuch möglichst zu schonen; rein genug von Verschmutzung an den Tuchrändern; sie weicht dem Raes-Dreieck aus.

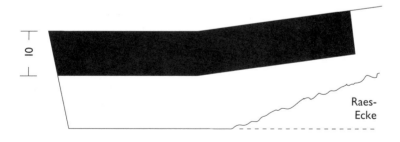

Raes-
Ecke

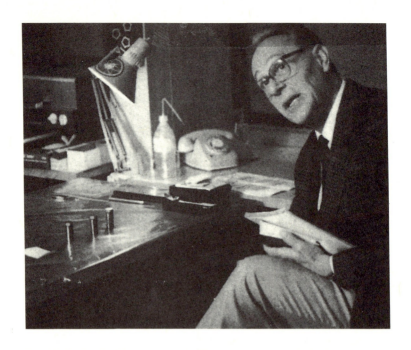

Prof. W. Wölfli, Eidgenössische Technische Hochschule Zürich. Vor ihm die drei Edelstahlbehälter mit den eingeplanten Proben. Daneben ein Papierumschlag mit der zusätzlichen, zerfaserten Probe aus Var.

Danach, zwischen Januar und April 1988, wird von Turin vorgeschlagen: a) ein »Blindtest«, so daß kein Laborleiter die Turinprobe erkennt (dies wird auf Betreiben Wölflis abgelehnt, weil das Turiner Tuch ohnehin an seiner Webart erkennbar ist); b) daraufhin eine völlige Zerfaserung aller Proben (wird als unsinnig zurückgewiesen, weil dies nur die Reinigungsprozedur erschweren würde); c) eine weitere Vergleichsprobe zu den beiden bereits eingeplanten. Sie soll aus dem Chorrock des Ludwig von Anjou (gestorben 1297) aus Var in der Provence genommen werden. Tite, dem die Beschaffung der Vergleichsproben obliegt, reagiert darauf nicht, sondern bringt nur neun Metallbehälter nach Turin für dreimal eine Turinprobe und dreimal zwei Vergleichsproben. Prof. Vial vom Textilinstitut Lyon beschafft dann dennoch drei Portionen Fasern aus Var, die er in letzter Minute, am Morgen des 21. April, nach Turin bringt; sie werden in Papierumschläge verpackt den Laborleitern mitgegeben.

Verwunderliches: Nach der realistischen Festlegung »10 × 70 mm« kommt aus Turin kein Nein, weil dies nicht zu begründen wäre. Statt dessen wird ein sonderbarer Gegenvorschlag gemacht: Zerfaserung aller Proben. An einer so zu erreichenden Unkenntlichmachung kann doch nur interessiert sein, wer Angst hat, die Fälschung seiner Probe könnte entdeckt werden. Wozu eine weitere Vergleichsprobe, als ob zwei nicht genügten? Übereifer für die Objektivität der Wissenschaft? Ist die von Vial beigebrachte Vergleichsprobe nur zufällig genauso alt wie nach Vorlage der Laborergebnisse die angeblichen Turinproben sein sollen? Dem Vergleich hätte ebenso ein 300 oder 800 Jahre altes Stück dienen können.

Es scheint, der Auftraggeber von Vial brauchte ein Tuch vom Beginn des 14. Jahrhunderts, weil 1389 die These der Grabtuchfälschung auftauchte. Die Vergleichsprobe aus Var nützte nicht den Testern, nur dem Auftraggeber. Mit ihr hätte er deren Arbeit kontrollieren können: Wenn das Testergebnis seiner gefälschten Oxford- und Zürichproben und seiner Arizonaprobe erheblich von dem der Vergleichsprobe aus Var abwich, hätten die Tester ihn bemogelt oder unsauber gearbeitet.

Der Auftraggeber mußte das Alter seiner Falschproben sicher wissen, sonst wäre das ganze Unternehmen sinnlos. Woher kannte er es? Am einfachsten wäre es für ihn gewesen, wenn er ein Stück aus dem gleichaltrigen Untertuch des Chormantels in Var hätte erhalten können; und für uns, wenn wir in Var nachsehen könnten, wo das Stück (67 Kettfäden breit und 71 Schußfäden lang) fehlt.

Der Chormantel soll ebenfalls aus 1:3-Köpergewebe bestehen. Das Untertuch kam 1965 nach Paris, wo es im Ministeri-
um für historische Monumente aufbewahrt wird. Dort sollte
man suchen.

Wer vertauschte die Proben?

Wer nicht in Frage kommt
Nachdem die »wunderbare Tuchvermehrung« erwiesen ist,
scheidet zufälliges Versagen der Techniken oder der Techni-
ker als Ursache der falschen Datierung offenkundig aus.
Somit bleibt nur *bewußter Betrug*.
Es ist verständlich, daß Prof. Werner Bulst als Jesuit in seinem Buch »Betrug von Turin« Prof. Gonellas These von
einem »antikatholischen Komplott« übernimmt. Bulst kann
zwar nicht nachweisen, wer wann, wo, wie manipuliert hat,
aber die Vermutung, daß Kirchenfeinde den katholischen
Reliquienkult bloßstellen wollten, liegt eben nahe und wurde
verstärkt durch die hämische Reaktion vieler Medien bei der
Veröffentlichung des Testergebnisses. Also verfolgen wir diese Spur, auf der auch ich zu suchen anfing.
Ist es denkbar, daß die Leiter der drei Labors, falls sie die
echten, 10 mm breiten Proben in Turin ausgehändigt beka-
men, vereinbarten, an deren Stelle mittelalterliche Tuch-
stücke zu testen? Das wäre auch dann nicht möglich gewesen,
wenn man diese drei angesehenen Wissenschaftler für gewis-
senlose Verbrecher halten dürfte. Der nüchterne Grund:
Prof. Wölfli, Zürich, hätte doch nicht seine falsche, 16 bis
17 mm breite Probe fotografiert und publiziert und somit sich
selbst vor aller Welt als Betrüger entlarvt. Klugerweise
hätte er entweder kein Probenfoto oder das von der echten
10-mm-Probe veröffentlicht (wenn er eine solche in Turin
erhalten hätte).
Ergebnis: Die Komplott-Theorie ist barer Unsinn, auch unge-

achtet der moralischen Dimension eines solchen Verdachts. Ich darf aber hier hinzufügen: Nachdem ich mit Prof. Wölfli ein persönliches Gespräch führte, bin ich auch innerlich sicher: Die Betrugsvermutung ist völlig absurd. Die drei beteiligten Naturwissenschaftler sind in meinen Augen Betrogene. Das zu erkennen, ist für sie freilich noch schmerzlich genug. Es scheint mir angebracht, diesen Sachverhalt vorweg klarzustellen, weil mehrere Autoren mit Vermutungen nach den Tätern fahnden: Bollone, Siliato und Petrosillo-Marinelli.[25]

Wie die Probenahme am 21. April 1988 verlief
In der hell erleuchteten Domsakristei voll interessierter Beobachter und Fotografen wird das Grabtuch auf einem überlangen Tisch aufgerollt. Folgende fünf Personen sind an der Probenahme unmittelbar beteiligt:
Anastasio Ballestrero, Kardinal, Erzbischof von Turin; Kustode (vom Papst beauftragter »Wächter« des Heiligen Grabtuchs);
Luigi Gonella, Professor, Physiker und Ingenieur für Meßtechnik am Politecnico di Torino; wissenschaftlicher Berater des Kardinals;
Dr. Michael Tite, Konservator am British Museum in London, jetzt Professor an der Oxford University; wurde im Oktober 1987 vom Kardinal gebeten, die Carbontests der drei Labors zu koordinieren;
Giovanni Riggi di Numana, Turin, Spezialist in der Herstellung chirurgischer Instrumente; beauftragt, die Proben aus dem Tuch herauszuschneiden und die Arbeit der Medien zu koordinieren; machte viele Fotos;
A. Franco Testore, Professor am Politecnico di Torino, Textilexperte; beauftragt, die Probenahme zu beaufsichtigen und die Proben zu wiegen.
Der Verlauf: Riggi schneidet an der sog. Raes-Ecke längs des Tuches einen Streifen von 81 × 22 mm weg und muß davon ca.

11 mm vom verschmutzten Querrand und ca. 12 mm vom gleichfalls verschmutzten Längsrand abtrennen. Er teilt den so erhaltenen Streifen von 7 × 1 cm in drei gleiche Stücke. Bei dieser Arbeit können ihn nur Ballestrero, Testore und Porrati aus unmittelbarer Nähe beobachten; nicht die Leiter der drei Labors.[26] Testore wiegt die Proben auf einer Präzisionswaage und notiert die Gewichte. Ballestrero, Gonella und Tite begeben sich mit den Proben in den nahe gelegenen Kapitelsaal. Niemand wird vom Kardinal eingeladen, dorthin zu folgen. Niemand wagt es, den Kardinal darum zu bitten. Die drei (angeblichen) Grabtuchproben und die dreimal zwei Vergleichsproben werden im Kapitelsaal verpackt. Der Kardinal kehrt in die Sakristei zurück und überreicht öffentlich die versiegelten Proben. Hinzu kommen, nur in Papier eingeschlagen, drei weitere Vergleichsproben aus zerfasertem Tuch, die Prof. Vial in letzter Minute aus Var herbeigebracht hatte. Die Laborleiter nehmen ihre Proben in Empfang und testen sie später korrekt in der Meinung, daß sie echt seien.

Wann konnten die Proben vertauscht werden?
Technisch möglich war, daß es geschah: a) nach dem Zurechtschneiden durch Riggi und vor dem Wiegen durch Testore; b) beim Wiegen; c) nach dem Wiegen und vor der Übergabe an den, der die dreimal drei Proben in den Kapitelsaal brachte; d) auf dem Weg in den Kapitelsaal; e) beim Verpacken im Kapitelsaal. Bedenken wir aber realistisch die örtlichen Gegebenheiten, dann scheidet die hell erleuchtete Sakristei voll aufmerksamer Beobachter und Fotografen ringsum aus als geeigneter Ort, an dem ein Zauberkünstler die falschen Stücke irgendwo herholen und die falschen irgendwohin verschwinden lassen könnte. Es kommt hinzu: Wer die Proben vertauschte und weitergab, mußte zumindest das Einverständnis des Empfängers haben, weil jeder der oben genannten Herren sah oder sehen konnte, daß Riggi 10 mm breite

Stücke zurechtschnitt, die nicht mit 16 mm breiten optisch zu verwechseln sind. Demnach bleiben als Zeitgrenzen für den »letzten Handgriff« nur der Beginn des Gangs in den Kapitelsaal und das Ende der Probenverpackung – oder ein ganz anderer Trick war längst vorbereitet.

Wer den Trick zu Ende führen konnte
Das Schlupfloch »vielleicht ein Unbekannter« ist verstopft. Wenn irgendwer auf dem Weg zum Kapitelsaal den Träger der Proben versehentlich anrempelte und das Kunststück unbemerkt vollbrachte, war spätestens beim Verpacken die Bescherung mit falschen, 16 mm breiten Proben zu erkennen. Die Probenahme hätte sofort wiederholt werden müssen. Nein, als potentielle Täter bleiben nur diese drei Herren übrig: *Ballestrero*, *Tite* und *Gonella*, der nach einer persönlichen Mitteilung von Prof. Wölfli den Kardinal als Dolmetscher begleitete. Er hatte auch die wissenschaftlich-technische Aufsicht.

Tite?
Als Kirchenfremder wurde er von Anhängern der Komplott-Theorie natürlich zuerst verdächtigt. Jedoch weder er noch die drei Laborleiter haben sich listig herangedrängt. Diese vier Kirchenfernen wurden vom Kardinal herangeholt, ihre Arbeit zu tun. Also Vorsicht vor Vorverurteilung, zumal bei diesem hochbrisanten, emotionsgeladenen Kriminalstoff! Darum empfehle ich bei unserem ernsthaften Krimispiel zuerst mir selbst und dann dem Leser folgende Schritte:

- Holen wir unsere emotionalen Vorurteile aus dem Dunkeln herauf und schauen sie genau an, um uns von ihnen zu lösen, soweit wir es vermögen!
- Erlauben wir jedem Mitmenschen, so wie uns selbst, zu irren; aber unterstellen wir keinem eine nur böse Absicht!

123

- Stellen wir unsere Gefühle gegenüber dem potentiellen Täter und unsere moralischen Erwartungen an ihn zurück, um sachlich wie ein Computer erst zu ermitteln: Was war möglich oder unmöglich? Was geschah wirklich?

Was war technisch möglich? Tite hätte als Koordinator das Betrugsmanöver planen und vorbereiten können. Er hätte im British Museum und von da aus in jedem Textilmuseum der Welt die geeignete mittelalterliche Leinwand suchen und ein Stück davon erwerben können. Er war während der Turiner Aufführung in jeder Szene hautnah dabei oder konnte zumindest dabeisein. Allerdings bei Riggis Scherenarbeit war er nicht nahe genug, denn die besten Plätze waren anders besetzt (vgl. Foto auf S. 136).

Was war technisch unmöglich? Er war im Turiner Dom nicht Hausherr, wurde nur zu einem Dienst dorthin eingeladen. Also hätte er, ohne stärksten Verdacht zu erregen, nicht einmal darum bitten können, daß das Filmen der Digitalanzeige beim Wiegen der Proben unterbleibt. Dies wäre aber unerläßlich gewesen, um die Gewichtsdifferenzen zwischen den echten und falschen Proben zu verschleiern. Keineswegs hätte er als Fremder bestimmen können, daß nur er selbst die Stücke aus dieser heiligen Reliquie in den Kapitelsaal tragen und dort verpacken dürfe. Diese und viele andere notwendige Details konnten sich zufällig ergeben, waren denkbar, aber nicht machbar.

Aus Tites Brief vom 14. September 1989 an Gonella geht hervor, daß beide nicht konspirierten. Auch daß er keine Behälter aus London mitbrachte für die vom Kardinal geforderte zerfaserte Zusatzprobe aus Var – obwohl dieser beim ganzen Manöver eine Schlüsselfunktion zukam –, mehr noch, daß er in London öffentlich erzählte, wie er vergeblich das passende Tuch suchte, legt nahe, daß er als Ahnungsloser gebraucht wurde, aber nicht der Macher war.

Fazit: Tite hätte die Vertauschung der Proben allein nicht

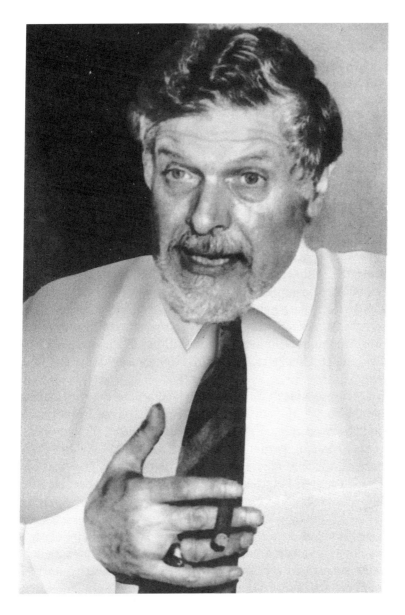

Professor Luigi Gonella

schaffen können, selbst wenn er der listige Bösewicht wäre, der es beabsichtigte. Und niemand riskiert seinen wissenschaftlichen Ruf und somit seine wirtschaftliche Existenz für ein dubioses Unternehmen mit äußerst geringen, vom Zufall abhängigen Erfolgschancen. Tite scheidet m. E. als Täter aus. Ob und wann er Mitwisser wurde, ist nicht mein Thema, denn ich suche den Initiator und sein Motiv.

Gonella?

Sehr unwahrscheinlich, daß er sich so verging, bei seiner positiven Grundeinstellung zum Grabtuch, die aus seinen Äußerungen, besonders im Interview mit dem *Spiegel* vom 10. Oktober 1988, zu erkennen ist. Dennoch müssen wir fragen: Was war technisch möglich? Er konnte in der Vorbereitungszeit fast wie Tite wirksam werden; konnte im Unterschied zu diesem den Kardinal beeinflussen, falls dieser sich beeinflussen ließ. Auch er hätte sich Ersatzproben beschaffen können, freilich nur unter größeren Mühen als Tite. Sein Vorteil diesem gegenüber war, daß er im Turiner Dom zwar nicht Hausherr, aber doch Vertrauter des Kardinals war.

Was war technisch unmöglich? Gonella konnte Riggi nicht befehlen, die Medien beim Wiegen der echten Proben und beim Verpacken im Kapitelsaal auszuschalten, ohne von diesem gefragt zu werden: Wozu denn? Er konnte nicht bestimmen und darum auch nicht vorausplanen, daß er selbst die Proben in den Kapitelsaal tragen und dort verpacken würde.

Das bisherige Fazit: Daß Tite als Gast in Turin das Betrugsmanöver allein arrangierte, scheidet aus. Daß Gonella allein oder zusammen mit Tite ohne Wissen Ballestreros die Probenvertauschung inszenierte, scheidet ebenso aus – es sei denn, der Kardinal wäre nicht nur hochgradig senil und somit ganz seinem Berater ausgeliefert gewesen, sondern auch derart kurzsichtig, daß er aus 50 cm Entfernung einen 10 mm breiten Tuchstreifen nicht von einem 16 mm breiten hätte unterscheiden können. Ob dies vorstellbar ist, kann jeder Leser selbst beurteilen, der das Foto auf S. 136 betrachtet. – Ergo: Weder Tite noch Gonella können der Initiator gewesen sein.

Ballestrero?
Hier heißt es: besonders aufpassen, daß wir ihm kein Unrecht tun. Nicht etwa, weil er Kardinal ist, sondern weil er ein Mitmensch ist, dem gegenüber *auf unserer Seite* mit besonderen Emotionen zu rechnen ist. Was wäre für B. notwendig gewesen? Zuerst das ungewöhnliche Motiv für solch ein ungewöhnliches Unternehmen. Doch davon zuletzt. – Rekonstruieren wir – natürlich rein hypothetisch – die zielgerichteten Erfordernisse der Reihe nach:
Nachdem die Probenvertauschung geplant war – von wem auch immer –, mußte vor allem das Ersatztuch beschafft werden, das erstens aus dem 14. Jahrhundert stammt, in dem der Verdacht auf Fälschung auftauchte, und zweitens dem Original nach Farbe und Webstruktur zum Verwechseln ähnlich ist. Die dazu nötige, wahrscheinlich jahrelange Suche in den Textilmuseen Europas war für B. unmöglich. Er hätte einen Textilexperten damit beauftragen müssen, ohne ihm den wahren Zweck zu nennen. Denn der Kreis der Mitwisser mußte so klein und so abgesichert wie nur möglich gehalten werden angesichts des unabsehbaren Schadens für die Kirche im Falle einer Indiskretion. Darum hätte er weder einen katholischen Sindone-Verehrer wie Gonella ins Vertrauen ziehen können noch einen Kirchenfremden wie Tite, von dem er hätte befürchten müssen, daß er sich über einen Kirchenskandal nur freuen würde.
Was außer der Probenbeschaffung für B. unmöglich war: Er hätte nicht verhindern können, daß Testore, der neben ihm

aus nächster Nähe Riggis Scherenarbeit beobachtete und anschließend dessen zurechtgeschnittene 10-mm-Stückchen abwog, sich die Gewichte notierte und irgendwann die davon abweichenden Gewichte der in den Labors getesteten Proben erfuhr. Im Videostreifen (Timewatch/BBC 1988) allerdings ist nicht erkennbar, ob das Wiegen von 16-mm-Proben direkt nach dem Abschneiden der 10-mm-Proben oder schon Wochen zuvor gefilmt wurde. so ist auch ungewiß, ob überhaupt, seit wann und wieweit Testore informiert war. Das ist auch unwichtig, denn wir suchen den Verantwortlichen, nicht seine Helfer.

Was von den dreien, die mit den Proben allein von der Sakristei in den Kapitelsaal gingen, nur für B. möglich gewesen wäre: Nur er konnte den Medienkoordinator Riggi beauftragen, das Wiegen und das Verpacken der Proben nicht filmen zu lassen, ohne dessen lästige »Warum«-Frage fürchten zu müssen. Nur er konnte sämtliche Filme von der Probenahme sichten und zensieren, denn die zugelassene Medienfirma 3M (Mailand/Rom) ist wirtschaftlich nicht unabhängig vom Vatikan.

Nur B. hätte von sich aus die drei Proben der Sacra Sindone ergreifen und in den Kapitelsaal tragen können. Nur er hätte ohne übertriebene Ehrfurcht mit ihnen hantieren können. Das Foto auf S. 136 zeigt, wie ungeniert er sich mit dem Ellbogen auf den Rand des Grabtuchs stützt. Als Kardinal hätte er auch beim Verpacken der Proben nicht fürchten müssen, daß Tite und Gonella argwöhnisch seine Handbewegungen belauert hätten. Er hätte sogar den entscheidenden Trick (mit dem wir uns später befassen) leicht selbst vorbereiten können, so daß er beim Verpacken nichts mehr riskiert hätte.

Diese Indizien sprechen gegen B., aber sie erlauben noch kein Urteil. Als sein Advokat würde ich folgende Möglichkeit in Betracht ziehen: Als Ballestrero, Gonella und Tite

mit den Tuchproben den Kapitelsaal betraten, wartete dort schon »jemand«, um dienstbeflissen die Arbeit des Sortierens, Verpackens und Einfüllens der neuen Proben unter der Aufsicht dieser drei Herren zu übernehmen. Und dabei konnte ein »Mißgeschick« passieren. (Allerdings konnten die entscheidenden, weil mit den falschen 16-mm-Proben gleichaltrigen Proben aus Var nicht mehr mit den Grabtuchproben aus Versehen verwechselt werden, weil – regiewidrig – nur die Var-Proben zerfasert ankamen.) Möglich, daß Gonella und Tite diesen »Jemand« nicht kannten und gar keinen Verdacht schöpften. Aber unmöglich, daß der Kardinal ihn nicht erkannt hatte. Gehörte er zu seinem Haushalt, dann handelte er in seinem Auftrag, und B. bliebe der Verantwortliche, egal, wer den Handgriff besorgte. Wenn aber »jemand«, und sei's eine bescheidene Nonne, von einer dem Kardinal übergeordneten Autorität eigens zu diesem Dienst beordert wurde, dann mußte er zumindest sich fragen »Wozu denn das?« und durfte im nachhinein nicht mehr so tun, als sei er unwissend-arglos. Möglich auch, daß ihm von seinem kirchlichen Vorgesetzten allerstrengste Geheimhaltung (»sub sigillo«: Beichtgeheimnis!) geboten wurde. In diesem hypothetischen Fall würde der eigentliche »Kriminalfall Turin« sich im Gewissen eines übermäßig belasteten Seelsorgers Anastasio abspielen. Dann aber dürften wir Betrogenen keinesfalls fromm schweigen, sondern müßten gegen eine Festungsmauer anrennen, bis sie aufbricht. (Denn in Turin wurde die Menschheit nicht um irgendeine interessante Reliquie betrogen, sondern um eine entscheidende Wahrheit und Orientierungshilfe, wie sich zeigen wird.)
Der Gedanke an wirtschaftliche Interessen, nächstliegend bei Betrugsdelikten, ist hier so absurd, daß er nicht mal der Widerlegung wert ist. Auch das pastorale Motiv, die Kirche von abergläubischem Reliquienkult zu reinigen, scheidet aus. Wer »vielleicht unechte« Reliquien beseitigen will, der

erstrebt eine korrekte Altersbestimmung und akzeptiert sie dann, egal, wie sie ausfällt. Aber in Turin sollte eine nicht nur vom Volk verehrte, sondern mehr und mehr von Naturwissenschaftlern und Historikern als echt angesehene Reliquie durch Manipulation als mittelalterliche Fälschung hingestellt und somit entwertet werden. Der Vorgang gleicht aufs Haar der Fälschung oder Entwertung eines echten Testaments durch den enttäuschten Erben.

Für nicht nur möglich, sondern religionspsychologisch schlüssig halte ich ein anderes pastorales Motiv, das ich hier dem Leser als Hypothese zu bedenken gebe: Kardinal Ballestrero mußte (mit seinem Auftraggeber?) die Echtheit des Grabtuchs bezweifeln, weil dessen Blutspuren bezeugen (könnten), daß der wirkliche Jesus nicht am Kreuz starb und vom Tode auferstand. Dies aber durfte nicht sein, weil dadurch das (paulinische) Grunddogma von der Erlösung durch den Sühnetod des Gottmenschen und somit das Glaubensfundament der Kirche zerstört worden wäre. Um die göttliche und darum unbezweifelbare Wahrheit den Gläubigen zu erhalten, ist es erforderlich, die ohnehin ›zweifelhafte‹ Wahrheit eines Grabtuchs auszuschalten mit allen erfolgversprechenden Mitteln, ›verzeihliche Notlügen‹ nicht ausgeschlossen; notfalls auch um den Preis der Selbstentäußerung, nämlich als Betrüger verleumdet zu werden. So kann man als Diener Gottes und der Kirche (genauer des »Gottes der Kirche«) denken und fühlen. Das weiß ich aus meiner eigenen Lebensgeschichte.

Fazit: Die Indizien und das wahrscheinliche Motiv sprechen gegen B. Aber ich werde nie behaupten, er oder sein Auftraggeber sei der Verantwortliche, solange ich es nicht absolut sicher weiß. Statt dessen legte ich ihm persönlich meine Verdachtsmomente vor, die wohl niemand als Hirngespinste einschätzt und aus diesem Grunde nicht beantwortet. Dabei hoffte und hoffe ich immer noch, daß er entweder mich korrigiert oder eine ihn belastende, weil bittere Wahrheit

irgendwann heraussagt, und sei's mit seinem letzten Atemvorrat, damit er frei wird und mit ihm die Kirche. (Gott
erhalte mir meine Einfalt!)

Meine Korrespondenz mit Kardinal Ballestrero
Am 19. Februar 1990 schrieb ich ihm:»Bei der Vorbereitung
des C-14-Tests am Turiner Grabtuch ist im dortigen Kapitelsaal, wo nur Eure Eminenz, Prof. Gonella und Dr. Tite zugegen waren, etwas Furchtbares geschehen: Die Tuchproben
wurden vertauscht... Wir vermuten, daß die Vertauschung
mit subjektiv gutem Gewissen geschah: Das Grabtuch sollte
als unecht dargestellt werden, damit niemand glaubens-
feindliche Schlüsse daraus ziehen kann. Am liebsten möchte
ich mit Ihnen unter vier Augen klären, was in diesem Dilem-
ma zu tun ist... Ich würde zu Ihnen nach Turin kommen,
wenn Sie es wünschen.«
Er schwieg. Vielleicht hielt er mich für einen Lügner, weil
ich von»Fotobelegen« sprach, was er mißverstanden haben
könnte, als seien damit Bilder vom Vorgang der Vertauschung gemeint. Ich hatte auf italienisch geschrieben, also
keine Sprachbarriere.
Am 3. April 1990 bat ich ihn nur um ein Ja oder Nein auf meine Frage:»Ist es möglich, daß die Proben im Kapitelsaal
vertauscht wurden, während Sie einen Augenblick abge-
lenkt wurden? Oder ist eine Vertauschung im Kapitelsaal
absolut unmöglich?«
Er schwieg. Wenn er mich für einen Spinner hielt, hätte er
als Seelsorger sich wenigstens zu dem Armen neigen und
ihn trösten sollen: Beruhigen Sie sich! Es gab keine Vertauschung.
Am 28. Juni 1990 bat ich ihn dringend um Beantwortung
meiner Briefe und erklärte ihm:»Wenn Sie mir nur erklären
können: DIE PROBEN WURDEN NICHT VER-
TAUSCHT, glaube ich Ihnen; weil Sie gar nicht lügen können, um der Kirche zu dienen; bei Ihrem Alter, ehe Sie vor

das Gericht Gottes treten. Wenn Sie mir nicht antworten, respektiere ich Ihre Entscheidung als endgültig [Das hatte ich falsch formuliert, weil Menschen niemals etwas endgültig entscheiden können] und muß daraus schließen, daß Sie vorziehen, zu schweigen und nicht zu erklären: DIE PROBEN WURDEN VERTAUSCHT. Weil Sie wie ich ein Jünger Jesu sind (was wichtiger ist, als Kardinal oder Papst zu sein), gehe ich nicht darauf aus, Sie zu belasten, sondern zu befreien.«
Unter PS bot ich ihm an, ihm die Fotos zu zeigen, wenn er es wünscht.

Er schwieg. Falls ein Spaßvogel unter den Lesern mich fragt, ob ich mich zum Seelsorger der Hierarchen mache, sage ich ihm: Nein, weil ich's schon bin, genauso wie du. Begreift er das nicht, so erkläre ich's ihm: Wenn du hörst, daß ein Kardinal etwas Böses tut, was doch möglich ist, wirst du da nur zornig über den Schaden, den er anrichtet? Oder auch »besorgt« um ihn selbst? Nein? Solltest du aber!

Am 13. Juli 1990 glaubte ich, ihn um Vergebung bitten zu sollen, »wenn er sich von mir verdächtigt oder gar beleidigt fühlt«. Der Grund: Ich neigte immer zu der Annahme, daß Ballestrero , wenn überhaupt, nicht von sich aus gehandelt haben würde. Als ich sein Grußwort an die Zeitschrift *Sindon* vom 27. Januar 1989 (kurz bevor er sich ins Privatleben zurückzog) studierte, in dem er seine Sorge um die Erhaltung des Grabtuchs ausdrückte, folgerte ich: Wer betrügt, kann doch nur wünschen, daß der Gegenstand seines Betrugs bald verschwindet. Also ist B. nicht der Initiator der Vertauschung.

Er schwieg. Am 29. April 1991 kündigte ich ihm an, daß ich mich vom 3. bis 8. Juni 1991 zu Grabtuchstudien in Turin aufhalten und während dieser Woche, sobald er Zeit finde, ihm die Fotos der Proben von Turin, Oxford etc. zeigen würde. Falls er in dieser Woche verhindert sei, möge er mir einen ihm passenden Termin vorschlagen.

Er schwieg. In Turin erfuhr ich, daß der Kardinal, Ende Siebzig, bei Genua in einem Haus am Meer wohnt und schon längere Zeit kränkelt. Ein Freund von Ballestrero, ein Theologieprofessor, der sich anfänglich hilfreich zeigte, rief für mich an, ob ich ihn besuchen könne. Antwort seines Sekretärs: Der Kardinal sei in den letzten Tagen schwer erkrankt, liege in einem kirchlichen Krankenhaus und könne keinen Besuch empfangen.
Mein Brief vom 26. August 1991 entsprach meinen neuen Erkenntnissen, im Stil wohl auch meinem erhöhten Zornpegel.

»Eminenz!
... Heute lege ich Ihnen zum letzten Mal diesbezügliche Fragen vor. Zu Ihrer Erleichterung füge ich ein Frage-Antwort-Schema bei, das Sie mit wenigen Worten beantworten können, und einen adressierten Briefumschlag.
Fünfmal habe ich Sie freundlich um eine Stellungnahme oder um eine Audienz gebeten (21. 2. 1990 / 3. 4. 1990 / 29. 6. 1990 / 13. 7. 1990 / 29. 4. 1991), aber Sie antworteten nicht. Jetzt nützt Ihr weiteres Schweigen keinem mehr, denn ich werde meine Fragen an Sie und Ihre Antwortverweigerung in unserer Dokumentation über den Betrug an der S. Sindone veröffentlichen.

- Wenn Sie schweigen, wird man Sie selbst für den Urheber des Betrugs halten.
- Wenn unsere weiteren Recherchen ergeben, daß Sie nur im Auftrag einer vatikanischen Autorität handelten, wird man Sie nicht als Märtyrer ehren, der sich für den Heiligen Vater opferte, sondern als armseligen Knecht einschätzen, der aus Angst sein Gewissen opferte.
- Wenn Sie endlich sagen, was Sie wissen
  – werden Sie sich selbst innerlich befreien,

– wird man für Ihre seelische Zwangslage Verständnis aufbringen und Ihre Umkehr respektieren,
– werden Sie der Kirche helfen, aus ihrem Gefängnis auszubrechen, das sie sich selbst aus dogmatisierten Menschengedanken erbaute, um sich vor der Wirklichkeit und vor dem historischen Jesus zu schützen.

Wegen des geplanten Manuskriptabschlusses erbitte ich Ihre Antwort bis zum 21. 9. 1991.
Ich bleibe nach wie vor zum persönlichen Gespräch bereit und wünsche Ihnen von Herzen eine gute Entscheidung.«

Er schwieg. Nur die italienischen Briefträger und Pförtner bestätigten mir, daß die eingeschriebenen Briefe angekommen sind.
Das Schweigen des Kardinals zu deuten, überlasse ich dem verständigen Leser.

Was geschah öffentlich? Was geheim?

Aus dem Rapport von Prof. Franco Testore auf dem internationalen wissenschaftlichen Symposium zum Thema Carbondatierung in Paris am 7./8. September 1989: »Kardinal Ballestrero bediente sich des Prof. Luigi Gonella, seines wissenschaftlichen Beraters, und des Prof. Giovanni Riggi, Organisator der Logistik und Koordinator der audiovisuellen Medien für die Aufnahmen. Diese Medien waren qualitativ und quantitativ besser als jene, die früher für die Untersuchung des Heiligen Grabtuchs eingesetzt wurden... eine reichhaltige fotografische Dokumentation: bewundernswerte Filme und interessante Diapositive, mehr als 350, wurden von Prof. Riggi erstellt.«
Testore konnte wissen: a) daß Riggi kein Professor ist; b)

daß nicht Riggi der Verantwortliche für den Ablauf der Aktion war, sondern der Kardinal; c) daß die Information der Öffentlichkeit nur quantitativ spektakulär, aber qualitativ erbärmlich war im Vergleich zu früheren Untersuchungen. Hier der Vergleich: Kardinal Pellegrino, Ballestreros Vorgänger, ließ bei den Ultraviolett- und Infrarotaufnahmen des Grabtuchs im Oktober 1973 alles von Sachverständigen und einem gerichtsbevollmächtigten Notar protokollieren!

Aus dem Rapport von Giovanni Riggi auf demselben Symposium: »Der Erzbischof von Turin, Kardinal Ballestrero, ... hat mir die Aufgabe übertragen, bis etwa 15. 1. 1988 einen Durchführungsplan zu erstellen. Das Projekt mußte Rechnung tragen, daß die Probenahme geschah ... mit möglichst zahlreicher Dokumentation und nötigem Beweismaterial ... Um jedem möglichen Zweifel zu begegnen ... und allen die Sicherheit zu geben, daß wir genau am Heiligen Grabtuch von Turin arbeiteten und nicht an einem anderen ähnlichen Tuch, und um gut zu zeigen, daß *keinerlei Vertauschung der entnommenen Probe* (substitution du prélèvement) möglich war bis zu ihrer Auslieferung an die drei Labors, war ich sehr darum bemüht, daß alle eingeladenen Zeugen direkt und *ohne Unterbrechungen* (sans interruptions) die Abfolge der Operationen sehen konnten. Ebenso war eine kontinuierliche Videoaufnahme vorgesehen wie auch eine reichhaltige fotografische Dokumentation, um künftig auch anderen Forschern und Spezialisten die *visuellen Beweise* für den Verlauf der Probenahme zu liefern.« Er fügt u. a. hinzu, daß Lichtquellen von insgesamt 20 000 Watt eine Helligkeit von 700 Lux auf dem Arbeitstisch bewirkten.

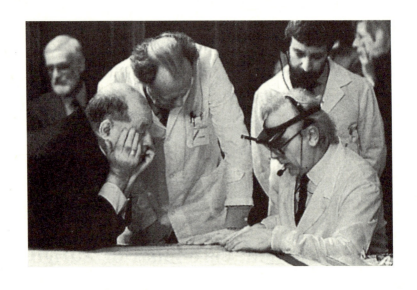

Die Probeaufnahme in Turin, 14. April 1988

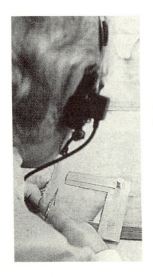
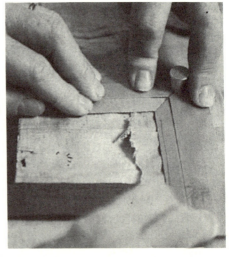

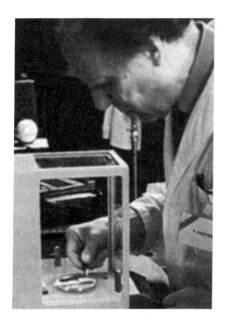

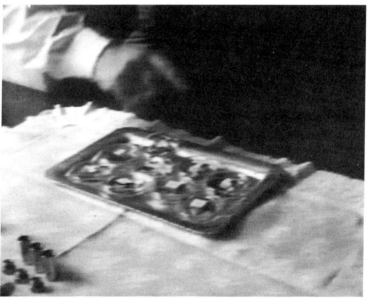

Lieber Herr Riggi, Sie waren angeblich für die *lückenlose* Dokumentation verantwortlich. Warum ließen Sie das Verpacken der Proben im Kapitelsaal, diese entscheidende Phase, nicht filmen? Durften Sie nicht?

Zur Erläuterung der Bilder auf S. 136 und 137:

S. 136, oben: Riggi, mit Spezialbrille und Sprechfunk ausgerüstet, beginnt seine Arbeit. Der Kardinal, in gespannter Aufmerksamkeit, neben ihm Testore und Porrati, beobachten sein Tun. Nur diese vier können den Vorgang der Probenahme deutlich sehen. Bei ca. 50 cm Augenabstand sind 10 mm von 16 mm klar zu unterscheiden!

Unten links: Riggi legt am Raes-Dreieck den Winkel an, Testore hält ihn mit Zeige- und Mittelfinger.

Riggi hat das Millimetermaß vor sich liegen, während er schneidet. Völlig unmöglich, daß er die ihm vorgeschriebenen 10 × 70 mm (= 7 × 23 = 161 mg) nur »über den Daumen peilt«, statt exakt zu messen; bei drei scharfen Aufpassern!

S. 137, oben: Testore legt eine Tuchprobe mit der Pinzette auf die elektronische Waage, die auf Tausendstelgramm reagiert. Es ist eine Turiner Probe, denn die Vergleichsproben aus dem British Museum wurden in London gewogen. Es ist eine echte Probe, denn Riggi ist noch in unmittelbarer Nähe. Das Foto einer unechten würde nicht veröffentlicht. Die Austauschproben mußten schon in der Vorbereitungsphase präpariert und gewogen werden.

Unten: Hier stehen die neun Glasschälchen mit signierten Glasdeckeln auf einem Silbertablett; davor drei der neun Edelstahlhülsen. Das Ende und der Anfang der beiden anderen Dreiergruppen ist auf dem Foto gerade noch erkennbar. Die vierte (zerfaserte) Probe war also nicht eingeplant! Testore hat die drei echten Turinproben nach dem Wiegen in die bereitstehenden Glasbehälter gelegt. Das weißgedeckte Tablett mit dem Proben-Tablettchen und den dreimal drei

Metallhülsen wurde in den Kapitelsaal gebracht. War denn in der Sakristei kein Platz zum Einfüllen?

In der Sakristei unter »700 Lux« und vielen lauernden Luchsaugen war es zwar möglich, in höchster Not einen verdächtigen Handgriff zu wagen, aber ihn von vornherein zu planen, wäre selbstmörderisch gewesen. Wann, wo, wie geschah also die »wunderbare Tuchvermehrung«? Zauberern zuzuschauen, macht mir Spaß wie Rätsel knacken. Dabei lernte ich: Wenn ich meinte »Jetzt!« war das Eigentliche längst geschehen, beim Präparieren des Zaubermantels oder Zauberkastens. Und ich lernte, nicht auf das zu achten, was man mir zeigt, sondern auf das Nebensächliche, die ›überflüssigen‹ Schnörkel.

Was im Kapitelsaal geschah, ist noch verborgen. Wir wissen aber, was hereingebracht wurde: dreimal drei derartige Glasschalen. Die sollten wir uns in Ruhe mit Sherlock Holmes' Lupe anschauen (vgl. besonders Farbfoto 10 im Leporello):

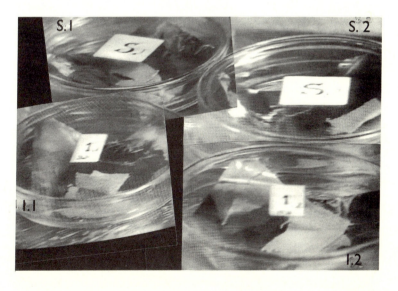

Die Glasschalendeckel sind gekennzeichnet mit »S. 1 / S. 2«

139

und »1.1 / 1.2«. Das bedeutet: Sindone-Probe (S) 1/2/3; Vergleichsprobe (1) 1/2/3 etc. In jeder Schale liegt ein strohgelbes Stoffstückchen. Die S-Proben sind noch echt, d. h. $10 \times \frac{70}{3}$ mm groß. Sie können besonders an der weniger schräg fotografierten S.2-Probe nachmessen, daß sich Länge zu Breite etwa wie 10 zu 23,3 verhält und nicht wie 16,5 zu 13,5.

Hier der optische Größenvergleich:

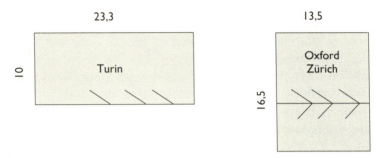

Fazit: Die Vertauschung geschah erst im Kapitelsaal. Aber wie?

Schauen wir in die Glasschalen und fragen uns unbefangen: Was ist hier »nebensächlich«? Da erscheint etwas wie Gletschergebirge. Das ist das Verpackungsmaterial für die Proben. Sogar der *Nature*-Artikel berichtet exakt: »Die Proben wurden im Kapitelsaal in Aluminiumfolien verpackt ...« Als ich das zuerst las, wunderte ich mich nur ein wenig über diese Sorgfalt der Verpacker und dann der offiziellen Berichterstatter. Heute, vor diesen vier Fotos, die ich zusammenmontierte, frage ich mich: War die zusätzliche Aluminiumverpackung notwendig? Nein. War's ein kaum bewußter Ausdruck des Respekts vor dieser Reliquie? Nein, denn Kleopatras Grabtuchrest wurde ebenso verpackt, während die Reliquien des hl. Ludwig aus Var in Papier gehüllt wurden.[27] War die zusätzliche Verpackung, wenn nicht notwendig, so doch wenigstens vorteilhaft? Nein, im Gegenteil: Das zweimalige Verpacken in der Weise, daß die Proben zuerst in völlig gleich aussehende Folien gehüllt wurden, statt gleich in den jeweiligen signierten Behälter, brachte doch nur die Gefahr einer unbedachten Verwechslung.

Wenn man schon die Aluminiumfolien für angebracht hielt, warum wurden sie nicht einfach auf dem »Packtisch« im Kapitelsaal zurechtgelegt, sondern zuerst in Glasschälchen gezwängt, als ob Aluminium reiner oder würdiger wäre, mit Reliquien in Berührung zu kommen als Glas? Daß die S.1- und S.2-Folien sich durch einen leicht bräunlichen Ton von 1.1 und 1.2 etwas abheben, ist noch gutgläubig erklärbar: Sindoneproben dürfen auf keinen Fall mit Vergleichsproben verwechselt werden. Aber warum erscheint die S.1-Folie am rechten und die S.2- Folie am linken kurzen Rand geknittert, wie zerdrückt? Vielleicht, weil die Folien gefaltet waren und *bereits die Falschproben enthielten?*
Sicher diente die zusätzliche Verpackung irgendeinem Zweck. Weil ich den nicht kenne, suche ich ihn, indem ich wie bei einem Krimispiel in die Rolle dessen schlüpfe, der die briefmarkengroßen Tuchstückchen vor den Augen zweier Beobachter vertauschen muß:

1. Ich ordne an, daß in der Sakristei für die 3 mal 3 Proben *gefaltete* Alufolien in 3 Farben (x, y, z) auf den Glasschalen bereitliegen;
2. daß Testore die echten 10-mm-Proben nach dem Wiegen *unbedingt* auf die y-gefärbten Folien legt.
3. Im Kapitelsaal tue ich so, als ob ich auch die Turinproben verpacke, während ich sie nur in meine Hand oder sonstwohin verschwinden lasse,
4. Denn die 16-mm-Proben sind längst verpackt: Sie stecken in den Falten der y-gefärbten Folien.
5. Das beste wäre freilich, wenn ein unbekannter »Diener« schon im Kapitelsaal auf uns wartet, um diese niederen

Verrichtungen wie Sortieren, Verpacken und Einfüllen der neun Proben unter meiner strengen Aufsicht auszuführen. Er müßte jedoch so zuverlässig und verschwiegen sein wie mein Auftraggeber selbst. Ich weiß nicht, ob es *so* geschah; nur, daß es im geheimen geschehen mußte und so geschehen konnte.

Testore contra Riggi

Prof. Testore behauptete auf dem oben erwähnten Pariser Symposium: Das an der Raes-Ecke abgetrennte Stück war ca. 16 × 81 mm groß. (Daß er von »81 mm« spricht statt von »ca. 80 mm«, zeigt, daß er nicht plaudern, sondern wissenschaftlich exakt referieren will.) Aber: Das 81 mm lange Stück war nicht 16, sondern ca. 22 mm breit. Das zeigt Foto 5 im Leporello mit angelegter Skala.

Auf Seite 2 seines Rapports sagt er: Das spezifische Gewicht des Tuches war 23 mg/cm^2, auf Seite 3: »Das Gewicht des Stückes war rein zufällig genau 300,0 mg« (»tout à fair par hasard, exactement«), und daß man genau 300 mg brauchte: 150 für die drei Labors und 150 als Reserve. Aber: Nicht nur der Märchenriese »Zufall«, auch Adam Riese und kleinere Rechner finden, daß 16 × 81 mm eine Fläche von 13 cm^2 bilden, die, wenn ein Quadratzentimeter 23 mg wiegt, 299 (300 − 1) mg schwer sein *müssen*.

Auf Seite 3, *erste Ausgabe*, heißt es überaus exakt: »Das Stück wurde in zwei mehr oder weniger gleiche Teile geteilt, deren Gewichte 154,9 mg für den ersten Teil und 144,8 mg für den zweiten betrugen, bei einem Wiegeverlust von etwa 0,3 mg.« Bezüglich der weiteren Teilung sagt er: »*Die erste Hälfte* wurde in drei Teile geteilt, die fast identisch waren: der eine wog 52,0 mg, der zweite 52,8 und der dritte 53,7.« Aber: Adam Riese würde sich über die wunderliche Milligramm-Vermehrung wundern, denn 52,0 + 52,8 + 53,7 ergeben 158,5 und nicht 154,9. Auch Ernesto Brunati wunderte sich und schrieb am 30. September 1989 an Testore. Dieser antwortete am 28. Oktober 1989: »Das Wiegen der Proben geschah vor den Augen aller Anwesenden, die auf einem großen Monitor die Anzeige der Waage sehen konnten; überdies wurde alles Sekunde für Sekunde gefilmt. Ich selbst habe bereits die Ungenauigkeit in der Ausführung über die Gewichte aufgedeckt und vorgesehen, die Seite 3 meines Rapports zu ersetzen durch jene, die ich Ihnen beigefügt übersende; diese enthält einen Zusatz, der das Mißverständnis (equivoco) klärt. Ich betone noch mal die absolute Präzision aller durchgeführten Wiegungen.«

Und so lautet der Zusatz auf Seite 3, *zweite Ausgabe: »Das zweite, kleinere Stück* wurde in drei Teile geteilt; der eine wog 52,0 mg, der zweite 52,8 und der dritte 39,6. Um aber das Mindestgewicht auch für die dritte Probe zu erreichen, wurde vom ersten [größeren] Stück ein kleiner Streifen abgeschnitten, der 14,1 mg wog. Folglich erhielt eines der drei Labors zwei kleine Rechtecke vom Heiligen Grabtuch, deren Gesamtgewicht 53,7 mg betrug.«

Zwar stimmt jetzt die Rechnung 39,6 + 14,1 = 53,7; aber: Wo nahm Riggi das erforderliche Quantum an Dummheit her, um erst die kleinere Hälfte zu teilen, obwohl er wußte, daß die Labors wenigstens 3 × 50 mg forderten, obwohl er sein Millimetermaß vor sich, 700 Lux um sich und drei aufmerksame Aufpasser hinter sich hatte? Und woher nahm er die Kühnheit, ständig zu behaupten, er habe seinen 1 × 7-cm-Streifen in drei gleiche (nicht vier derart ungleiche) Teile geteilt?

Woher nahm Testore bei der Abfassung seines Pariser Rapports die irrige Angabe »in drei Teile geteilt«, obwohl er vom Kardinal zur Kontrolle der Probenahme beauftragt war, obwohl er, wie mir Wölfli als Augenzeuge versicherte, mit dem anderen Textilexperten »peinlich genau Protokoll geführt hat«? Wenn er seine Notizen hernahm, war daraus zu erkennen, was in seiner korrigierten Rapportausgabe steht: vier Teile und deren vier Gewichte. Wenn er aber bei all den Zahlen sich auf sein Gedächtnis verließ, dann erscheint es kurios, a) daß er sich an drei Teile erinnerte, wo er vier Teile aus nächster Nähe sah; b) daß er zwar 53,7 mg im Gedächtnis behielt, aber nicht mehr die Tatsache, daß diese Summe durch zwei Gewichte (39,6 + 14,1 mg) zustande kam, obwohl er sie eigenhändig auf die Waage legte. Ob man einen Irrtum Lüge nennen darf, ist eine Frage der moralischen Wertung; ob man aber einen offenkundigen Irrtum wie z. B.»drei Stück statt vier« in Italien»Mißverständnis« (»equivoco«) nennen darf, mögen Sprachwissenschaftler entscheiden oder Sprachpsychologen.

Und wie konnte das spezifische Gewicht des Tuches sich verändern? Daß es 23 mg sind, war schon 1987 bekannt, als die 1 × 7-cm-Probe für drei Labors festgelegt wurden. Auch Testore geht in seinem Rapport auf Seite 2 davon aus. (Er berichtet zwar, daß es erst am frühen Morgen des 21. April 1988 mühsam und wissenschaftlich äußerst korrekt ermittelt wurde. Aber diese literarische Verzierung braucht uns nicht zu stören.[28]) Jedoch die Zürichprobe zeigt etwas anderes: Ihre Fläche von 13,5 × 17 mm wiegt 52,8 mg; also ist ihr Gewicht pro Quadratzentimeter ca. 21 und nicht 23 mg!

Ich bat Testore höflich um Auskunft in acht Fragepunkten. Aber er verweigerte indigniert jegliche Auskunft. Weil ich nun von ihm selbst nichts weiß, aber auch nichts Ungesichertes behaupten will, kann ich abschließend nur feststellen, daß Testores wissenschaftlicher Rapport in zwei Ausgaben zumindest ein außergewöhnlich verwirrendes Verwirrspiel ist.

Riggi referierte auf dem gleichen Symposium:»Das entfernte Stoffstück, zu Anfang etwa 8,1 × 1,6 cm groß und 0,54 g schwer, wurde verkleinert zu etwa 7 × 1 cm bei 0,30 g Gewicht, um jene Partien ausscheiden zu können, wo das

Tuch am rechten und am oberen Rand angenäht war. Das verbleibende Teilstück in Rechteckform wurde in zwei Teile geteilt, deren Gewicht ungefähr 0,150 g betrug. Der Zufall wollte, daß jeder der drei Teile, gewogen auf einer elektronischen Waage, die auf ein Tausendstelgramm reagiert, etwa bis 0,053 g schwer war. «Aber: Riggis Versuch, seinen 10-mm-Streifen zu »harmonisieren« mit Testores 16-mm-Angabe, mißlang und produzierte einen neuen Wirrwarr unstimmiger Maß- und Gewichtsangaben. Um sie zu entwirren, folgen einige Skizzen im ca. 1:1-Maßstab:

1. Die realistische Ausgangsbasis
nach den Turinfotos und den amtlichen Verlautbarungen
Die Fotomontage (vgl. Leporello, Foto 6) zeigt den echten Lageplan, von dem auszugehen ist. Wegen des fehlenden Raes-Dreiecks mußte Riggi oberhalb des 2. Spitzfadens die Schere ansetzen; mußte vom so gewonnenen 22 mm breiten Stück den 10 mm schmalen Streifen abtrennen und davon den 1 cm breiten kontaminierten Rand entfernen. So erhielt er die geplante 10 × 70-mm-Probe. Diese teilte er in drei gleiche, je 23 bis 24 mm lange Teile.
Hier die realistische Skizze. Die Gewichte: Bei spezifischem Gewicht von 23 mg war der 10 × 70-mm-Streifen 161 mg schwer, der einzelne Teil 53 bis 54 mg. Die Minimalforderung der drei Labors war 50 mg.

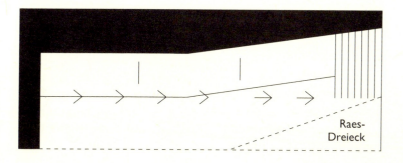

Raes-Dreieck

2. Skizze nach den Fotos der Oxford- und Zürichproben

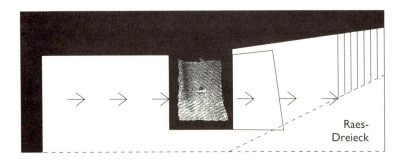

Die Lage der Oxfordprobe und der rechts von ihr angepaßten Zürichprobe wäre durch den Schnittpunkt Falte/Spitzfaden vorgegeben, wenn beide aus dem Turiner Tuch genommen wären.

3. Skizze nach dem Rapport von Prof. Testore auf dem Pariser Symposium

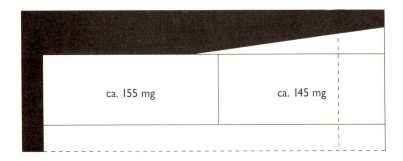

Testore, Textilexperte, beauftragter Beobachter bei 50 cm Augenabstand, sagt ohne Rücksicht auf das Raes-Dreieck und den unbrauchbaren 10-mm-Rand: Das Stück war 16 × 81 mm groß, wog zufällig 300 mg (als ob er das spezifische Gewicht des Originals, 23 mg/cm^2, gewußt hätte) und wurde halbiert zu ca. 155 und 145 mg.

4. *Grafische Darstellung der Unterteilungen nach Testore*
(1 mm = 1 mg)

Version A: Die größere Hälfte (154,9 mg) wurde gedrittelt zu 52,0 + 52,8 + 53,7 mg. Aber das ergibt 158,5 statt 154,9 mg.

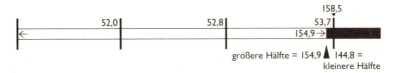

Version B: Nein, die kleinere Hälfte (144,8 mg) wurde gedrittelt zu 52,0 + 52,8 + 39,6 = 144,8 − 0,4 (Wiegeverlust). Um die zu leichte dritte Probe aufzustocken, wurden von der größeren Hälfte noch 14,1 mg weggeschnitten (39,6 + 14,1 = 53,7).

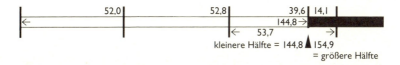

5. *Riggis Harmonisierungsversuch auf demselben Symposium*

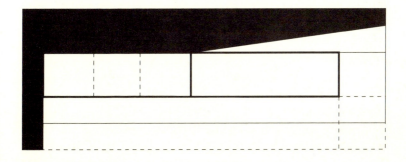

Riggi, der den *22* mm breiten Streifen eigenhändig heraus-
schnitt, sagt (mit Testore): Er war *16* × 81 mm groß. Weiter:
Er wog *540* mg. Aber 16 × 81 mm sind 12,96 cm^2, die bei spezifischem Gewicht von 23 mg/cm^2 *298,08* (ca. 300) mg wiegen.
Er sagt weiter (gegen Testore): Das abgetrennte Stück wurde auf 10 × 70 mm reduziert und wog (wie Testores 16 × 81-
mm-Stück) *300* mg. Aber 7 cm^2 à 23 mg ergeben *161* mg, die
leicht in drei Teile zu mindestens 50 mg zu teilen sind.
Er sagt (mit Testore): Das Stück wurde halbiert und eine
Hälfte gedrittelt, meint dabei aber sein 10 × 70-mm-Stück.

6. Riggis Rapport wurde folgende Zeichnung beigefügt:

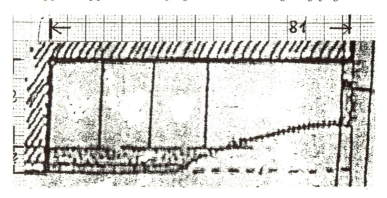

Außer der Länge von 81 mm neue Maße, neue Rätsel. Von
einem »Nachschlag« für die dritte, zu klein geratene Probe
ist noch nichts zu sehen.

7. Testores Rapport wurde eine Zeichnung von
Prof. Tessiore, Turin, beigefügt (vgl. folgende Seite):
Außer der Länge von 81 mm wieder neue Maße und eine neue
Platzverteilung. Die »freihändige Ungenauigkeit« ist ver-
zeihlich, nicht die irreführende Zuordnung von Falte und
Proben. Denn der Textilexperte, der den Lauf der einzigen
vorhandenen Falte bemerkte, wußte auch, daß in einer Probe

(Oxford) eine Falte lief. Zu welchem Zweck hat er dieses Faktum in seiner Skizze gelöscht?

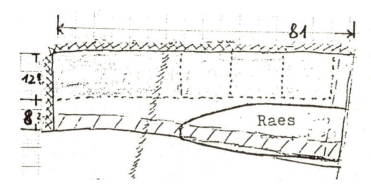

Versetzen Sie sich in die seelische Lage eines von Haus aus rechtschaffenen Menschen, der in ein ideologisches Zwangssystem eingebunden und so verängstigt wurde, daß er, um brav, d. h. systemkonform zu bleiben, sich selbst widersprechen und den oben aufgedeckten Gedankenwirrwarr produzieren mußte!

Eugen Drewermann, Seelsorger und Psychotherapeut (was im Grund dasselbe ist oder sein sollte), hat im »Gespräch über die Angst« (Gütersloh 1991, S. 48) dieses Zwangssystem behandelt.

Er zeigte, »wie stark dieser Typ von Frömmigkeit und Kirchlichkeit darin besteht, dem einzelnen die Angst wegzunehmen und sie an die Institutionen zu binden, die scheinbar als Garanten der Wahrheit, der erklärten Richtigkeiten und der unbedingt wahren Verhaltensnormen auftreten. Wieviel Angst von diesem System der angeblichen Angstberuhigung in Wirklichkeit ausgeht, wird man an jeder Stelle merken, wo jemand den Schritt zur Individuation nicht mehr vermeiden kann oder ihn zu gehen wagt. Da wird ihm die Kirche selber immer wieder als Hindernis, als Zwangssystem, als zu kurz verwaltete Zwangsstruktur begegnen, und er wird sie aufbrechen müssen ... Ich leugne nicht, daß es rein funktional eine Hierarchisierung aller Sozialstrukturen brauchen wird. Es gilt aber zu unterscheiden, eine bestimmte systematische Schichtung in den Lebensabläufen einer Gruppe oder einer Gemeinde zu akzeptieren oder darüber eine Ideologie der Stabilität und der Sicherheit zu setzen, die ihr nicht zukommen kann.«

Das Arizona-Birettchen

Zum bitter-ernsten Turinkrimi gehört noch ein fast heiteres Krimi-Suchspiel: Wer hat das schicke Arizona-Birettchen derart geschickt produziert, wie es auf Foto 7 im Leporello abgebildet ist?
Um Ihnen die natürliche Größe der Mütze, der kein Maßstab beigefügt ist, zeigen zu können, ließ ich sie so weit zusammenschrumpfen, bis ihre größte Ausdehnung (7,4 Kettfadenerhebungen) genau so klein war wie 7,4 Kettfadenerhebungen in der Oxfordprobe, nämlich 11 mm. Freilich mußte ich voraussetzen, daß das 1:3-Köpergewebe in beiden Stoffen nicht stark differiert. Unten sehen Sie in

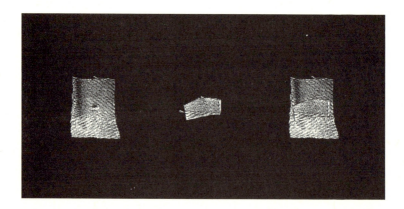

natürlicher Größe »Oxford«, »Arizona« und »Arizona« in »Oxford«.

Nun bleibt zu fragen: Wer hat wo dieses winzige Ding gebastelt? In Tucson/Arizona? Hier hätte Prof. Damon oder sein Assistent es mit der Pinzette fassen und ringsum beschneiden müssen. Das wäre zwar völlig sinnlos gewesen, denn er mußte für den C-14-Test nur das Gewicht kennen. Was über 50 mg hinausgeht wegzuschneiden, wäre Eulenspiegelei. Aber vielleicht hatte der Wissenschaftler mal Langeweile und Lust zum Spielen? Oder geschah es bereits in Turin? Hier *mußte* nach Testores korrigiertem Rapport »von der größeren Hälfte etwas weggenommen werden«; und zwar für Arizona, denn an den Oxford- und Zürichproben fehlt nichts. Doch nun wird's schwierig. Unser »gesunder Hausverstand« erwies sich wieder mal als ungenügend für die Kriminalistik. »Man« denkt natürlich, das zusätzliche 14,1-mm-Stück sei von dem größeren Rechteck (ca. 16 × 41 mm) mit einem Schnitt abgetrennt worden. Falsch! Es wurde irgendwo längst der Spitzfadenlinie herausgeschnippelt. Die Stelle ist sogar ersichtlich, denn das Mützchen hat rechts einen (nicht fototechnisch erklärbaren) Wulst. Und den gibt's nur am Tuchrand. Also entstand das Ergänzungsstück für Arizona nicht nach zurechtgedachten Skizzen, sondern nach den konkreten Gegebenheiten, nicht so glatt:

←	ca. 145 mg	⋇	ca. 155 mg	→
Oxford	Zürich	Arizona		
		1	2	

sondern so holperig:

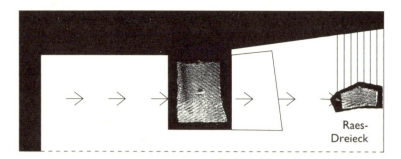

Raes-
Dreieck

Holperig wird's, weil »Oxford« und »Turin« durch den Falte-Spitzfaden-Schnittpunkt und »Arizona 2« durch den Randwulst festgelegt ist, weil irgendwo »Arizona 1« (ca. 10 mm breit) noch einzuordnen ist und weil das Raes-Dreieck nicht mehr vorhanden ist. Und die Fotos vom Breitenrand des Turiner Tuches lassen dort nicht mal die Zuordnung eines Randwulstes zu.

Wer hat nun das nicht Machbare gemacht und dieses winzige Fünfeck erschaffen? Riggi bleibt bis zum Ende bei seinem 10-mm-Streifen, der schon 1987 festgelegt worden war. Und die 10 mm reichen genau vom zweiten bis zum ersten Spitzfaden, was alle Fotos zeigen. Also käme Testore in Frage? Aber er konnte doch nicht in der hell erleuchteten Sakristei vor den Augen der kritischen Beobachter, fast in Tuchfühlung mit Riggi, diese pingelige und zudem illegale Arbeit leisten. Sie mußte in der Vorbereitungsphase geschehen.

Welcher Rechtsanwalt hilft dem noch unbekannten Täter aus der Klemme? Advokat Dr. Möglich und sein Assistent, der Magier Zufall, finden einen Ausweg: Es ist nicht völlig unmöglich (und das heißt: irgendwie möglich), daß im Labor zu Tucson eine Putzfrau an dem dort herumliegenden Leinenstückchen herumschnippelte.

Der arme Sherlock Holmes muß ohne den Zauberer Zufall auskommen. Also nimmt er seinen Vorrat an Logik und Phantasie zusammen und kombiniert: Laut Vorgeschichte konnte die Probenvertauschung erst ab 1983 konkret vorbereitet werden, nachdem man vom British Museum erfahren hatte, wieviel Tuchmaterial benötigt wird. Als der Kardinal am 29. September grünes Licht für die Aktion gab, mußte sein Helfer, ein Textilexperte, die passenden Austauschproben bereits beschafft haben. Und das waren folgende Stücke: die beiden 16 mm breiten Stücke, die später in Oxford und Zürich getestet wurden. Weil aber das 16-mm-Streifchen für drei Laborportionen nicht reichte, mußte für das dritte (Arizona) aus anderem Stoff (laut *Nature*-Tabelle [vgl. Seite 64] aus erheblich jüngerem) das fehlende Gewicht zurechtgeschnippelt werden. So kam das »Birettchen« zustande, das natürlich von »anderer Webart« als das Grabtuch ist, aber auch nicht zu den Oxford- und Zürichproben paßt.

So wird auch verstehbar,

- warum Arizona zwei Stückchen erhielt (nicht, weil Riggi so tölpelhaft zuerst die kleinere Streifenhälfte in drei Teile teilte);
- warum die Labors 16-mm-Streifen erhalten mußten, obwohl schon 1987 der 70 × 10-mm-Streifen festgelegt worden war (Der Grund war: Weil zu diesem Zeitpunkt die 16-mm-Austauschproben schon präpariert waren und anderes passendes Material nicht mehr beschafft werden konnte);
- warum zwischen Januar und April 1988 aus Turin der unsinnige, glücklicherweise von Wölfli zurückgewiesene Vorschlag kam, sämtliche Proben zu zerfasern (um ihre Gestalt und Webart unkenntlich zu machen und so den Betrug zu vertuschen);
- warum Testore in Paris behauptete, er habe drei Stücke gewogen, als ob er, der alle Gewichte nach Zehntelmilligramm genau notierte und referierte, das vierte Stück vergessen hätte (weil er es verschweigen mußte in Gegen-

wart Riggis und anderer Beobachter, die hingucken und nicht nur bis drei zählen konnten);

- wie Testores Selbstkorrektur in der zweiten Fassung seines Referats und wie der ganze Wirrwarr in den zwischen Testore und Riggi widersprüchlichen mm- und mg-Angaben entstehen konnte (weil durch die »zu späte« Londoner Festlegung auf den 10 × 70-mm-Streifen und dadurch, daß der scherenführende Riggi wegen strengster Geheimhaltung nicht informiert werden durfte, die gesamte Turiner Planung durcheinanderkam);
- warum Testore auf diesbezügliche einfache Fragen die Antwort verweigert und dieses von Wissenschaftlern nicht erwartete Verschweigen begründet mit seiner Verpflichtung gegenüber »vatikanischen Autoritäten«.

Soweit die Kombinationen unseres Sherlock Holmes.

Zur Rolle »vatikanischer Autoritäten«

Bei der Suche nach Tätern und Motiven wollte ich nicht hoch oben im Vatikan anklopfen. Erst Prof. Testore brachte mich auf diese Spur. Hier die Korrespondenz mit ihm:
Am 25. Juni 1990 bat ich den Sekretär des Centro Internazionale di Sindonologia in Turin, mein Anliegen an Herrn Testore zu übersetzen und zu vermitteln: »Da ich am Symposium in Paris, September 1989, leider nicht teilnehmen konnte, bitte ich Sie, Herrn Moretto zu erlauben, daß er mir Ihre ›memoria‹ kopiert, die Sie den Organisatoren des Symposiums zuschickten.« Am 31. Juli 1990 antwortete er, etwas indigniert, ich möchte mich an das Pariser Organisationskomitee wenden, sein Report sei klar genug, darum habe er dem nichts hinzuzufügen. Aber Herr Moretto besorgte mir eine Kopie des Testore-Reports, sogar mit den beiden Versionen der dritten Seite.

Am 15. August 1990 richtete ich an Testore (direkt und in Deutsch, um ihn nicht wieder zu kränken) durch Zwischenschaltung eines Vermittlers einen ausführlichen Fragebrief mit Skizzen. Am 1. September 1990 antwortete er, daß er kein Deutsch verstehe. Bezüglich meiner vermuteten Fragen wiederholte er, daß er seinem Pariser Report nichts hinzuzufügen habe (obwohl er schon vor dem 28. Februar 1989 seinem Report eine entscheidende Korrektur hinzufügte, nämlich die zweite Version von Seite 3). In diesem Brief sprach er zum ersten Mal von seiner Verpflichtung gegenüber »vatikanischen Autoritäten«.

Seine Absage hinderte mich nicht, meinen Fragebrief in Italienisch zu wiederholen. Hier die acht Fragen:

»Sehr geehrter Herr Professor Testore!
Entschuldigen Sie bitte, daß ich Sie noch mal belästige. Die Fragen in meinem deutschen Brief vom 15. 8. 1990 sind so wichtig, daß ich sie hier in Italienisch und leicht gekürzt wiederholen möchte.

Dabei beziehe ich mich: 1. auf *Nature*, 16. 2. 89, Seite 611 f. / 2. Ihren Rapport in Paris (2. Fassung) / 3. Ihr Interview in *Mondo tessile* / 4. unsere Fotos aus Turin / 5. unsere Fotos von den drei Labors. Ehe Sie sich den Fragen zuwenden, beachten Sie bitte die zwei beigefügten Zeichnungen! Wenn Sie diese nach Ihren Kenntnissen korrigieren und mir zurückschicken möchten, wäre das für uns eine wichtige und dankenswerte Hilfe. Nun meine Fragen:

1. Die Breite des vom Grabtuch abgeschnittenen Streifens beträgt nach unseren Fotos mit angelegtem Maßstab 22 mm; Ihr Rapport nennt 16. Wollten Sie damit nur die Breite der Proben für die Labors angeben? Warum heißt es in *Nature* ca. 10×70 mm? Warum bemerkte keiner der mitverantwortlichen Unterzeichner diesen Irrtum und korrigierte ihn?

2. Kamen die 300 mg des 16-mm-Streifens ›par hasard‹

(Parisreport) zustande? Oder durch Berechnung? – 16 × 81 mm = 13 cm². Das spezifische Gewicht des Grabtuchs ist 23 mg pro cm². 13 × 23 mg = 299 mg!

3. Die Zürichprobe war 13,5 × 17 mm groß und 52,8 mg schwer. Ihr Gewicht pro cm² ist ca. 21 mg, statt 23. Wie ist diese Differenz zu erklären?

4. Wozu wurde das Tuch schräg angeschnitten, 5 mm über dem 2. Spitzfaden; nach unserem Foto mit zitternder Hand? Auch bei geradem Anschnitt wären trotz Raes-Dreieck noch mehr als 300 mg Stoff geblieben.

5. Zwar mußte man den 300-mg-Streifen ungleich halbieren, damit bei Dreiteilung der größeren Hälfte kein Labor weniger als 50 mg erhält. Aber wozu wurde dann die kleinere Hälfte geteilt, obwohl ein Maßstab vorhanden war? – Nun mußte auch von der größeren Hälfte etwas entfernt werden. Folglich ist nicht mehr erkennbar, ob das Gesamtgewicht der den Labors übergebenen Proben übereinstimmt mit dem Gewicht der größeren Hälfte: 154,9 mg.

6. Im Interview von *Mondo tessile* steht: ›Die Probennahme wurde jede Sekunde von einer ununterbrochen laufenden Filmkamera während der 15stündigen Arbeit dokumentiert...‹ – Heißt das: Auch die vier Einzelstücke (52,8 mg für Zürich; 52,0 für Oxford; 39,6 + 14,1 für Arizona) wurden öffentlich gewogen? Wenn ja, wo sind entsprechende Fotos erreichbar? Im Centro Internazionale di Sindonologia?

7. Bezieht sich im Interview »die Anwesenheit von etwa zwanzig Zeugen« auch auf das Abwiegen, Verpacken und Versiegeln der Proben im Kapitelsaal? Wenn aber nur drei Personen dazu in den Kapitelsaal gingen, war dies aus technischen, räumlichen Gründen notwendig?

8. Der nicht verbrauchte Rest des Grabtuchausschnittes wurde gewiß aufgehoben. Als Fremder erwarte ich nicht, daß ich diese Kostbarkeit sehen darf. Darum meine

bescheidene Anfrage: Darf jemand, der sicher das Vertrauen der kirchlichen Behörde genießt (z. B. Herr G. Moretto, Sekretär des Centro Internazionale di Sindonologia), diesen Tuchrest sehen und fotografieren? (...) Nach Abschluß unserer Recherchen will ich nach Turin fahren, um mit maßgeblich Beteiligten Auge in Auge zu sprechen; auch mit Ihnen, wenn Sie es erlauben; mit Kard. Ballestrero und Prof. Gonella. Ich weiß noch nicht, wann und mit welchem Dolmetscher ich komme. Ich werde mich rechtzeitig anmelden ... Freundlichen Gruß!«

Darauf reagierte er am 4. Februar 1991 ungehalten und legte eine Kopie seines Briefes vom 1. September 1990 bei, worin er folgende Passage mit Textmarker hervorhob: »Mehr Details zu meiner Arbeit und zu meinen Studien gab ich vatikanischen Autoritäten, und nur diesen oder von der Kirche offiziell beauftragten Personen gegenüber bin ich bereit, die Sache zu diskutieren und weitere mir mögliche Auskünfte zu geben. In meinem beruflichen Ethos gilt die Regel, wissenschaftliche Information nur dem zu geben, der mich mit der Aufgabe betraut hat« (vgl. Faksimile auf S. 158).

Daß Testore seine Antwortverweigerung auf meine sachlichen Fragen mit dem wiederholten und betonten Hinweis auf seine Verpflichtung gegenüber vatikanischen Autoritäten begründete, machte mich neugierig auf die Rolle dieser Autoritäten beim Betrugsmanöver von Turin. Denn nunmehr bleiben nur zwei Alternativen: Testore wurde vom Vatikan ermächtigt, a) seine Arbeit als Textilexperte zu tun, ohne Auflage; b) sie zu tun mit dem Ziel, das Grabtuch als mittelalterlich zu datieren. Im Falle a) wäre der Vatikan unschuldig; im Falle b) nicht nur mitschuldig, sondern hauptschuldig, weil dem Kardinal von Turin übergeordnet. Besonders brisant würde das Problem, falls sich herausstellen sollte, daß

**Dipartimento di
Scienza dei Materiali
e Ingegneria Chimica**

Herrn Karl Herbst
Brehmstrasse 78
4000 Düsseldorf
B.D.R.

POLITECNICO
DI TORINO   Il 1st September 1990   ns   vs 15th August 1990

oggetto

Dear Mr. Herbst,

    I received your letter dated 15th August written in German
language. I am not a polyglot: I can read fluently English, Spa
nish, French, besides Italian, but unfortunately not German,
otherwise I would have answered you in German. Therefore I do
not understand what you wrote.

    Besides, I am leaving for America for a several weeks' stay,
where I'll lecture courses on Textile Technology in the Universi
ties, so now I have no time to look for a friend who can transla
te your pages.

    Anyway I noted you pose me several questions. In my previous
letter I pointed out clearly that I have nothing else to add or
to explain concerning my report. I gave more details on my work
and on my studies to Vatican authorities, and I am ready to dis-
cuss the matter and to give further explanations in my possess,
but only to them, or to persons officialy charged by the Church.
In my professional ethics the rule is to report scientific infor
mation only to whom that entrusted me with the task.

    I enclose photocopy of a recent interview given to a press
reporter.

    Sure you will understand my position, with best regards.

                       Yours faithfully

                    prof. dr. Franco A. Testore

c.so Duca degli Abruzzi 24
10129 Torino-Italia
tel. 39-(0)11-55.66.700
telex 220646 POLITO
Encl.

nicht etwa nur irgendein vatikanischer Beamter, sondern der Papst selber dem Plan zustimmte. Denn, mögen auch alle christlichen Konfessionen sich für allein richtig halten, nur die römisch-katholische steht seit dem 18. Juli 1870 unter dem eisernen Zwang ihres Dogmas von der Lehrunfehlbarkeit des Papstes.[29] *Und bei diesem Tuch geht es in der Tat um das Fundament der Lehre!*

Was war zwischen Papst und Kardinal möglich? Was unmöglich?

Als irreal scheiden wohl diese beiden Extreme aus: daß der Papst den Kardinal ausdrücklich beauftragte zu diesem Betrug; daß der Kardinal gegen ein ausdrückliches Verbot des Papstes handelte. In der grauen Zwischenzone liegen m. E. folgende Möglichkeiten, nachdem erkennbar ist, daß Ballestrero schon in den vorausgehenden Jahren kritisch eingestellt war gegenüber dem Grabtuch als historischem Dokument (vgl. das Kapitel »Grabtuch – Grabgesänge«):

- Ballestrero handelte, ohne den Papst über seine Absicht zu informieren, weil er mit dessen Einspruch rechnete;
- der Papst erfuhr erst nachträglich von dem Betrug und glaubte, schweigen zu sollen, um größeres Unheil für die Kirche zu vermeiden;
- der Papst hat bis heute noch nichts von dem Betrug gehört außer unglaubwürdigen Gerüchten;
- Ballestrero hat den Papst nicht über seine Absicht informiert, weil er irrtümlich dessen stillschweigendes Einverständnis voraussetzte, ihn aber nicht durch die Frage »Soll ich?« in schwere Verlegenheit bringen wollte;
- irgendein noch Unbekannter im Vatikan hat eigenmächtig dem Kardinal suggeriert, der Papst sei mit dem Vorhaben einverstanden; nichts Sicheres, Nebel ringsum;[30]
- letzte reale Möglichkeit: Der Papst hat, auf welch geraden

oder verschlungenen Wegen auch immer, den Kardinal wissen lassen, er halte dieses ohnehin unsichere Tuch für gefährlich, weil es über den historischen Jesus etwas aussagen könnte, was dem allein wahren Christus des Dogmas widerspricht, und es wäre beruhigend, wenn sich herausstellen würde, daß es gar nicht das Grabtuch Jesu ist.

Aber was macht dieses Tuch für den Christusglauben und somit für das unfehlbare Lehramt so gefährlich? Im Gegensatz etwa zum Trierer Rock? Ob dieser echt oder unecht ist, berührt unser Verhältnis zu dem, der ihn getragen haben soll, überhaupt nicht. Genauso konnte man bis in die fünfziger Jahre über das Grabtuch denken. Ahnungslose reden bis heute so. Ein eindrucksvolles Bild, ja. Echt oder unecht? »Das ist mir doch wurscht«, schrieb mir erst neulich ein braver Christ.

1957 kam das Gerede auf, die Blutspuren auf dem Grabtuch würden beweisen: »Jesus nicht am Kreuz gestorben«. So der Titel einer etwas zu laut aufgemachten illustrierten Sonderausgabe von Naber, der sich auch Reban oder Berna nannte, der Spott und Prügel bezog, wieweit zu Recht oder zu Unrecht, weiß ich nicht. Es folgten weitere diesbezügliche Veröffentlichungen, deren Erscheinungsjahre bedeutsam sind. 1976: A. Faber/Kaiser; 1981: H. Uhlig; 1983: H. Kersten; 1983: S. Obermeier.

Für unsere Frage nach dem Motiv des Betrügers ist es unwichtig, wie glaubwürdig die These vom Überleben des Gekreuzigten fundiert ist. Entscheidend ist für ihn nur die Angst, daß dieser »Irrtum« mehr und mehr akzeptiert wird. Denn das widerspräche dem Grunddogma von »Christi Sühnetod und Auferstehung«.

Es wäre interessant zu wissen, wann diese gefährliche Rederei vom Überleben Jesu im Vatikan gehört wurde. Das Interesse an einer Grabtuchdatierung erwachte dort in jenen Jahren: 1980 Private Turinwallfahrt des Papstes. 1983 ließ Johannes Paul II. sich von Exkönig Umberto die Sacra Sindone übereignen. 1983 erwies das British Museum dem Vatikan einen wichtigen Dienst: Durch eine Vergleichsreihe von drei Textilproben mit vier modernen Apparaten zeigte es, daß die Datierung des Tuches bei vertretbar geringem Materialverbrauch (50 mg) möglich ist. 1986 waren die zum Vertauschen geeigneten Proben wohl gefunden; der Kardinal startete öffentlich die Aktion Carbondatierung. Ein anderes Motiv, als das kirchliche Dogma von Christi Sühnetod und Auferstehung zu verteidigen, ist nicht in Sicht.[31] Doch die m. E. wichtigere Frage ist: Wo nimmt ein religiös geprägter Mensch die psychische Kraft, das subjektiv reine Gewissen her, gegen das Naturgebot der Wahrhaftigkeit seine Umwelt zu täuschen? Dieses allzumenschliche Problem ist zu ernst, als daß man mit Steinwürfen auf »die Frommen« einer Klärung näher käme. Hier wäre eine psychologisch und historisch fundierte Abhandlung über die Lüge in der Religiosität fällig, die sämtliche Religionen umfaßt. Im Schlußkapitel komme ich darauf zurück.

Wie es einem katholischen Theologen und Seelsorger höchsten Ranges gelang, ohne Gewissensbisse einen großen Betrug zu inszenieren, weiß ich natürlich nicht. Aber ich weiß, wie es machbar ist, weil ich einige Jahrzehnte lang katholischer Theologe und Seelsorger niederen Ranges war, sogar sieben Jahre lang in einer Caritas-Ausbildungsstätte in Karl-Marx-Stadt Dogmatik zu dozieren hatte. Darum kann ich einigermaßen die gewundenen Hirngänge nachgehen, die von bester pastoraler Absicht bis zum Betrug von Turin führen (können). Weil ich aber nichts Ungesichertes behaupten will, erzähle ich Ihnen nur eine Traumgeschichte:

Ich lebte als verehrtes Haupt eines Clans in einem großartigen Schloß mit Park, hatte aber stets eine hohe, schwere Krone zu tragen. In unserem Tresor lag ein vergilbtes, fast unlesbares Dokument unseres Urahnen. Da kamen doch dumme Wissenschaftler und wollten herauslesen, daß unser Ahnherr gar kein König war und dieses Gelände, das er rodete, der städtischen Obdachlosenfürsorge vererbte. Natürlich barer Unsinn, denn wir haben zentnerweise Schriften und eine lückenlose mündliche Überlieferung, daß nur unser Clan der rechtmäßige Erbe ist. Trotzdem bekam ich Angst. Wenn einmal die Mehrheit diesen Unsinn glaubt, müssen wir ausziehen und dürfen vielleicht als Obdachlose wieder um Einlaß bitten.

Was sollte ich tun für meinen geliebten Clan? Das unnütze Dokument per Unfall vernichten? Man wird mir den Unfall nicht glauben. Nein, Wissenschaftler müssen es für unecht erklären. Ich gebe ihnen unechte Pergamentschnippel zur Altersbestimmung. Dann urteilen sie ganz korrekt: Es ist unecht. Und respektieren mich als absolut redlichen Mann. Ich darf aber keine Wissenschaftler aus unserem Clan nehmen. Die könnten stutzig werden. Ich muß clanfeindliche suchen. Die werden mit Vergnügen das scheinbar negative Testergebnis verkünden, diese Ahnungslosen! Daß Ahnungslose in meiner Familie darüber traurig sind, ist nicht schlimm. Ich hab den kleinen Dreh ja nur für sie riskiert, damit sie nicht heimatlos werden, wenn durch dieses komische Dokument die »wahrere Wahrheit« verdunkelt wird.

Dann war mir plötzlich, als müßte ich in einem dunklen Labyrinth mit meiner Petroleumlampe den Ausgang suchen. Ich stieg eine Treppe hinunter, merkte nicht, daß da eine Stufe morsch war, stürzte und fiel mit dem Kopf gegen eine Wand, daß ich die Sterne glitzern sah. Es waren aber keine Sterne, sondern Fotoblitze, und die Mauer bestand aus steinernen Buchstaben aus unserem alten Dokument. Ich tastete nach einem Ausweg, weil mir die Petroleumlampe entfallen und erloschen war.

Links fand ich einen Beichtstuhl. Wollte hindurchschlüpfen. Er war verschlossen. Hörte nur Worte, die ich schon kannte:

Geh hin und versöhne dich mit deinem Bruder! Irrtum. Hab'
doch keinem etwas Böses getan. Ich tastete nach rechts. Ein
anderer Beichtstuhl. Auch verschlossen. Dieselbe Stimme,
aber so laut, als ob ich schwerhörig wäre: Erst versöhne dich
mit all den Brüdern, die du belogen hast! Kein Weg ins Freie.
Ich schwitzte vor Angst.
Soweit der Alptraum. Was folgt, ist reiner Wunschtraum:
Ich kehrte um, ging dem schwachen Lichtschimmer von
außen nach, durch die verwinkelten Gänge zurück, die mir
wie die Windungen eines Menschengehirns vorkamen, und
erreichte den Ausgang. Ich sah mich wieder in unserem Park,
aber saß immer noch auf meinem zehn Meter hohen Stuhl. Da
kommen Leute heran. Wollen die mich herunterstoßen?
Nein, sie legen eine Leiter an, damit ich bis auf den Rasen zu
ihnen herabsteigen kann, ohne mir das Genick zu brechen.
Nette Leute! Unser hohes Schloß war wie weggeblasen.
Merkwürdig, das tat mir gar nicht weh, denn plötzlich wußte
ich, daß es nur aus aufgeblasenen Gedankenballons gebaut
war. Statt dessen standen überall Laubhütten wie beim
Laubhüttenfest der Juden, und Obdachlose wohnten darin.
Die erlaubten mir freundlich, daß ich meine hohe, schwere
Krone ablegen darf, um eintreten zu können. Wir plauderten
ungeniert über unsere früheren Dummheiten. Alle Obdachlo-
sen, auch die ärgsten Schwerenöter, sagten zueinander, als
ob sie Götter wären: »EGO te absolvo« (ICH spreche dich
los), und wurden dabei leicht und frei wie die Vögel des Himmels. Unser jugendlicher Urahn wohnt auch im Park, nicht
über den Wolken. Natürlich sieht und hört man ihn nur mit
dem neuen Herzen. Er ist gar kein gekrönter König, eher so
etwas wie ein oberster Obdachloser. Denn »er hat nichts
Eigenes, wohin er sein Haupt legen kann«. Aber er ist unser
heimlicher König. Weil von ihm ein befreiendes Lachen ausgeht, das alle Parkbewohner ansteckt.

Als ich halbwegs erwachte, wollte ich den Traum sofort dem

großen Bruder Hanspaul erzählen; was ich aber als verfrüht erkannte, als ich richtig wach und nüchtern wurde.

Ob der Papst persönlich am Betrug von Turin beteiligt war, das ist nicht nur wichtig, sondern entscheidend für seinen Dienst in der Jüngergemeinde Jesu. Darum will ich's herausfinden. Der kürzeste, direkte Weg, ihn selber zu fragen, ist schon deshalb unrealistisch, weil die Flut von »Briefen an den Papst« aus aller Welt von Sekretären nach vernünftigen und verrückten sortiert werden muß. Also wandte ich mich an Kardinal Ratzinger, den Präfekten der Glaubenskongregation (früher »Heilige Inquisition« genannt), mit folgendem Brief:

»Eminenz,
ich habe das Buch »Der wirkliche Jesus« verfaßt, das Prof. Dittrich, München, Ihnen zur Beurteilung vorlegte, und erarbeite nun in gleicher Richtung eine Dokumentation über sein Grabtuch.
Wir haben endlich die Beweise, daß die vom Grabtuch abgetrennten Proben schon in Turin gegen mittelalterliche ausgetauscht wurden.
Nur Sie als ›vatikanische Autorität‹* können sich jederzeit persönlich davon überzeugen; z. B. durch zwei Telefonate nach Turin: Fragen Sie Herrn Riggi (0 11-6 50 68 34/ 6 50 81 50), ob er wirklich einen 10 mm breiten Streifen für den Carbontest abtrennte, und Herrn Prof. Testore (0 11- 5 56 67 00), ob er wirklich für die drei Labors vier 16 mm breite Tuchproben abwog!
Außerdem haben wir ein starkes Indiz dafür, daß die Aktion vom Vatikan ausging, und Hinweise, daß dadurch ein christologisch unpassender Zeuge für den wirklichen Jesus eliminiert werden soll.
Darum bitte ich Sie als Präfekten der Glaubenskongregation dringend:

Fragen Sie den Heiligen Vater selbst,
ob er von diesem Betrug etwas wußte;
oder, wenn nicht, wer dafür verantwortlich ist!
In der uns gebotenen Offenheit** werde ich diesen Brief mit
Ihrer Antwort oder Antwortverweigerung in meine Dokumentation aufnehmen. Wegen des geplanten Manuskriptabschlusses stehe ich jedoch etwas unter Zeitdruck. Darum
wäre ich Ihnen dankbar, wenn Sie mir bald antworten wollten, zumindest in gut vier Wochen bis zum 21. 9. 1991.
Ich grüße Sie mit guten Wünschen für Ihren m. E. entscheidenden Dienst an der Kirche.

Karl Herbst

PS: Ich lege zwei Fotokopien bei:
  * aus Testores Brief an mich vom 1. 9. 1990, der seine Bin-
    dung an ›vatikanische Autoritäten‹ zeigt;
  ** aus meinem letzten Jesusbuch, um unsere sicherlich
    gemeinsame Grundorientierung zu zeigen. «

Die zweite Beilage zum Brief an Kardinal Ratzinger war meinem Buch »Der wirkliche Jesus«, S. 273 f., entnommen:

»*Gibt es einen verantwortbaren Weg zum Frieden zwischen
dem kirchlichen Lehramt oben, den kritischen Laien unten
und den vermittelnden Predigern dazwischen?* Nicht verantwortbar ist der Weg der heimlichen Lüge, sie mag noch so
›gut gemeint‹ sein; weil wir allesamt auf jenes Tor zugehen,
hinter dem jeder als einzelner sich verantworten muß vor
dem Gott, der die Wahrheit ist. Dann ist keine noch so heilige
Tradition und keine Glaubenskommission mehr maßgebend
für unser Heil, sondern allein der wirkliche Gott, den wir
zwar noch nicht kennen, aber zumindest *redlich* suchen müssen. Nicht verantwortbar ist der Weg der Gehässigkeit, der
kleinen und großen Glaubenskriege. Weil wir uns am Ende
verantworten müssen vor dem Gott, der die Liebe ist. Nicht

verantwortbar ist der Weg der Resignation gegenüber der Wahrheitsfrage, das Weiterwurschteln, da doch alles vergeblich sei. Denn der Schöpfer hat uns einen Verstand, ein Wahrheitsgewissen und einen geistigen Reifedrang gegeben, damit wir uns der Wahrheit *unentwegt* so nähern, wie wir jeweils können.«

Am 22. August 1991 sandte ich die Kopie dieses Briefes an Gonella, Riggi und Tite. Im Begleitschreiben stellte ich einige Fragen und bot ihnen so die »Chance, einen schwelenden falschen Verdacht korrekt und öffentlich zu widerlegen«. Keiner antwortete.

Am 17. September 1991 ließ Kardinal Ratzinger antworten: »Bezüglich Ihres dargelegten Anliegens wäre es am günstigsten, sich an Msgr. Prof. Giulio Ricci zu wenden.« Das tat ich sofort mit folgendem Schreiben:

»Sehr geehrter Msgr. Ricci!
Aus der beigefügten Kopie meiner Korrespondenz mit Kard. Ratzinger ersehen Sie mein Anliegen, aber auch meine terminliche Bindung.

Meine Grundintention als Seelsorger und Theologe ist unsere Orientierung am wirklichen Jesus; darum mein Interesse an den Aussagen des Turiner Grabtuchs über den historischen Jesus. Nach dem zweifelhaften Carbontest kam ich durch unsere Recherchen zur festen Überzeugung ›L'Uomo della Sindone è Gesu‹.[32] Aber nun stehe ich vor zwei brisanten Fragen: 1. Wer wollte durch den nunmehr nachgewiesenen Betrug von Turin das Grabtuch als unecht hinstellen und somit entmündigen? 2. Aus welchem ideologischen Interesse tat er es?

Da Se. Eminenz Kard. Ratzinger als Präfekt der Glaubenskongregation mich an Sie verwies, darf ich Sie um die Ihnen mögliche Auskunft bitten. In Anbetracht der schwierigen Materie einerseits und meiner Terminnot andererseits schlage

Joseph Cardinal Ratzinger

Hochwürden Herrn
Pfarrer Karl Herbst
Brehmstraße 78

D-W-4000 Düsseldorf

Sehr geehrter Herr Pfarrer!

Im Auftrag von Herrn Kardinal Ratzinger bestätige ich den Eingang Ihres Schreibens vom 21. August 1991.

Bezüglich Ihres dargelegten Anliegens wäre es am günstigsten, sich an Msgr. Prof. Giulio Ricci (Via del Gelsomino 54, I-00165 Roma) zu wenden.

Freundliche Grüße

Msgr. Dr. Josef Clemens
Sekretär

ich vor, daß Sie mir vorerst wenigstens eine knappe Ja/Nein-Antwort zukommen lassen, die Sie danach ergänzen können, wenn Sie wollen. Meine Frage lautet: War nach Ihrer Kenntnis eine vatikanische Autorität (auf die sich Prof. Testore beruft) am Betrug von Turin oder an seiner Verheimlichung beteiligt?

Um den Postweg zu verkürzen, empfehle ich ein codiertes Telegramm, in welchem ›Eingriff‹ bedeutet: Ja; ›Kein Eingriff‹ bedeutet: Nein; ›Keine Kenntnis‹ bedeutet, daß Ihnen nichts Derartiges bekannt ist.

Wenn Sie statt dessen mir innerhalb einer Woche schreiben wollen, genügt der Telegrammtext ›Brief folgt‹. Ich bitte um Ihr Verständnis, daß ich nicht auf unbestimmte Zeit einen Verlag warten lassen kann, bis ich ihm meine abgeschlossene Dokumentation zum Druck vorlege.

Falls Sie sicher wissen, daß keine vatikanische Autorität am Betrug von Turin beteiligt war, wäre ich Ihnen natürlich dankbar für einen Hinweis, wo ich den Initiator suchen soll, und würde Ihren Hinweis auf Wunsch diskret behandeln. Sie mögen mir ruhig italienisch schreiben; ich würde es mir übersetzen.

In Erwartung Ihrer hilfreichen Antwort grüßt Sie freundlich . . .«

Auch Ricci schwieg. Und ich armer Tor, so klug als wie zuvor, steh vor verriegeltem Tor der Festung Vatikan. Doch ich darf (mit den Lesern) kombinieren: Ratzinger konnte mühelos vom Schreibtisch aus durch zwei Telefonate sich selbst vergewissern. Tat er es nicht? Warum nicht? Tat er es? Warum sagt er mir nicht das Ergebnis? Geheimsache? Trotz der betonten Medienöffentlichkeit bei der Probenahme? Er verweist mich an Ricci, einen Grabtuchforscher, der die Echtheit des Tuches vertritt. Es ist doch wohl anzunehmen, daß Ratzinger zuvor den Monsignore informierte über seine Absicht, mich an ihn zu verweisen, und daß Ricci einwilligte. Aber warum antwortet dieser trotzdem nicht? Wenn Ricci wirklich nichts weiß (obwohl Ratzinger meint, er wüßte etwas für mich Nützliches), braucht er nur zu telegrafieren »Keine Kenntnis«, und die peinliche Angelegenheit ist für ihn erledigt. Ich hab's ihm doch so leicht gemacht. Die Logik erlaubt mir keine andere Folgerung als diese: Ricci weiß etwas und darf es nicht sagen.

Summa meiner Kombinationen:

a) Ratzinger läßt antworten und entgeht so dem Vorwurf »Antwortverweigerung«.
b) Er antwortet nicht auf die entscheidende Frage, ob der Papst von dem Betrug wußte.
c) Er zeigt mir einen Weg. Der erweist sich als Sackgasse. Wollte er mir weiterhelfen? Oder schickte er mich in eine Sackgasse?

Als einzige Information dringt durch das Schlüsselloch der hohen Pforte ein unangenehmer Geruch. Freilich packt mich der Zorn, aber weglaufen werde ich nicht, weil auch hinter diesem Portal Brüder wohnen; vielleicht solche, die noch ärmer dran sind als der lästige Bettler davor, den sie abweisen *müssen*. – Chronologische Fortsetzung in Kap. 10.

Nachdenken
Als mein Zorn allmählich abebbte, kam ich zum Nachdenken. Dabei half mir wieder eine Sackgassen-Erfahrung. Einen mir befreundeten Theologen, der als redlicher Kämpfer um die Wahrheit und Wahrhaftigkeit in der Kirche weltweit bekannt ist, bat ich um Stellungnahme zu meinem Turin-Manuskript. Er, an dessen Wohlwollen mir gegenüber ich nicht den geringsten Zweifel habe, mußte ablehnen, bevor er das Manuskript las. Seine Begründung: »Aber der Nachweis, daß Jesus im Grab noch lebte, erscheint *aufgrund der evangelischen Quellen* als völlig verfehlt.« Da wurde mir ruckartig

noch klarer als bisher: Hier ist der Rubikon, hier ist *die* Grenze. Ohne Osterwunder kann der Gott suchende Mensch nicht leben, d. h. ohne Hoffnung auf ein gottgefügtes, mit Menschenkraft nicht machbares Wiederaufleben.

Aber wie geschieht österliches Wiederaufleben wirklich? Ich erinnere mich an die überaus protzigen Grabausstattungen ägyptischer und chinesischer Potentaten. Wie heruntergekommen und dumm war doch deren Osterglaube gegenüber dem der primitiven Steinzeitmenschen, die z. B. auf Malta ihre Toten in Embryostellung nackt und ohne Beigaben in nierenförmigen uterusähnlichen Gruben der Mutter Erde anvertrauten, damit diese sie wiederaufleben lasse.

Was hat die »Mutter Erde« der Steinzeit mit dem wirklichen Gott zu tun? Vielleicht doch einiges. Jesus erlebte, aus dem Taufwasser steigend, charismatisch, daß die Himmelsgewölbe, die den Raum Gottes oben vom Raum der Menschen unten ewig abschirmen sollten, aufgerissen wurden. Keinerlei Trennmauer zwischen dem Himmelsvater und der Erdmutter! Wer kleidet denn die Lilien des Feldes so fürstlich? Die Mutter Erde oder der Himmelsvater? Wer füttert täglich die Raben und wer kümmert sich mütterlich um jeden Spatzen? Ist es die Schöpfung unten oder der Schöpfer oben? Irrige Alternative! Es ist natürlich der Schöpfer *in* seiner Schöpfung, die er belebt, weil er sie innig liebt.

Das kosmische Osterfest, die Feier der »wunderbaren Belebung«, begann auf unserer kleinen Erde vor ca. 4 Milliarden Jahren mit dem Entstehen der Urzelle, nachdem abertausend Bedingungen erfüllt waren, die der Physiker mit Recht »Zufälle« und ich mit demselben Recht »Fügungen« eines mütterlich-väterlichen Schöpfers nennen darf. Dieses Ostern erreichte seine Höhe, als aus der Urzelle das Erdgebilde Adam hochkam, das liebend du sagen kann, sogar zu seinem Schöpfer! Daß solch ein mütterlicher Schöpfer keine toten Kinder hat, weil er entschlafene wieder wach werden läßt, so daß »alle ihm leben« (wie Jesus den schriftgelehrten

Leugnern der Auferstehung erklärte), das ist doch selbstverständlich.[33] Wie arm sind Juden von damals und Christen von heute gegenüber dem frommen Steinzeitmenschen wieder geworden, wenn sie meinen, mit dem Tod sei alles aus! Darum: Sofern ein Papst oder Professor dafür kämpft, diesen Wert »Ostern« zu erhalten, bin ich auf seiner Seite. Denn wenn mein Buch mit noch so korrekten Argumenten im Endeffekt das christliche Lebenselixier Osterfreude in Rationalität auflösen würde, hätte ich den Lesern einen Bärendienst erwiesen und würde wünschen, es nicht geschrieben zu haben. Nein, ich will Ostern nicht zerstören, sondern aus seiner unpassenden Mirakelverpackung herauslösen wie das Osterei:

Solange Ihr Kind noch ungebrochen im Märchenland lebt, weil es Phantasie und Wirklichkeit nicht unterscheiden kann, dürfen Sie vor ihm »lachend lügen«: Im Wald wohnen Hasen, die gekochte Eier bunt bemalen und vor Ostern in unserem Garten verstecken. Sie dürfen beim Eiersuchen so tun, als seien Sie selbst überrascht. Es ist kein Lügen, nur ein kindgemäßer Spaß. Aber achten Sie auf den Reifegrad Ihres Kindes, an dem Sie ihm kindgemäß erklären sollen, daß Osterhasen, Weihnachtsmänner und Märchen nur schöne, manchmal auch sinnvolle Verpackungen sind! Und zeigen Sie ihm bald das Oster-»Wunder« im rohen Ei: Da steckt ein Huhn drin, ein klitzekleines, aber richtiges, lebendiges. Patsch, hier an diesem gelben Bällchen klebt es. Wenn Ihr Kind nun fragt: Wer hat's denn reingetan? und Sie keine kindgerechte Antwort wissen, dann merken Sie, wie sinnlos eine Biologie ohne Gott, eine Welterklärung ohne Schöpfer ist. Das Kind wird merken, daß ein richtiges Ei zwar kein Wunder ist, aber wunderbarer als ein noch so schön bemaltes Märchenei.

Und genauso wollen wir in den märchenhaft übermalten Osterberichten der Evangelien herauszufinden suchen, was an Ostern wirklich geschah. Ob die rohe Wirklichkeit so enttäuschend war, daß die Kirchenlehrer ihre paulinische Christologie drüberlegen müssen. Aber Sie sollten sich auch darauf gefaßt machen, wie das Kind vor dem rohen Ei, daß das schöpfungsgemäße und somit wunderlose Ostergeschehen wunderbarer sein kann als das theologisch hochgestapelte. Man kann auch anders über Ostern nachdenken: so wie ich selbst jahrzehntelang redlich geglaubt und gepredigt habe; so wie wohl die meisten Christen noch denken; so wie Papst Johannes Paul II. am 25. Januar 1988 (drei Monate vor dem Geschehen in Turin) »im Geiste kniend« eine ausführliche Osterkatechese hielt. Darin betonte er, der Kreuzestod und die leibhafte Auferstehung Christi sei der Beweis für das »Fundament des Glaubens«.[34] Bin ich denn gescheiter als die so Denkenden? Lächerlich! Ich bekam nur etwas mehr Stöße zum Suchen und etwas mehr Chancen beim Finden; beides gratis. Also kann ich doch Andersdenkende sowenig beschimpfen wie mein früheres Ego. Ich möchte sie nur freundlich, ja freundschaftlich ein bißchen stoßen, *noch mal nachzudenken* über Ostern.

Letzter Versuch

Am 13. April 1992 wurde zehn aktiv oder passiv beteiligten Personen in einem Brief mitgeteilt:
- daß demnächst eine Buchveröffentlichung ansteht, die durch Fotos und Dokumente die Probenvertauschung in Turin nachweist;
- daß allen mit der Sache Befaßten letzte Gelegenheit zur Stellungnahme geboten wird, mit der Bitte um sachliche Gegenargumente, die in jedem Fall geprüft und bei der Veröffentlichung entsprechend berücksichtigt werden;
- daß eine eventuelle Antwortverweigerung noch nicht als Zustimmung gedeutet wird, sondern nur als Indiz dafür, daß dem um Stellungnahme Gebetenen nichts bekannt ist, was die These des Autors entkräftet;

– daß der so Angefragte bzw. eine ausgewiesene Person seines Vertrauens jede gewünschte Manuskriptpassage mit Fotos und Dokumenten einsehen darf, um konkret genug antworten zu können.

Hier das Summarium der zehn Reaktionen: drei antworteten nicht (Ratzinger, Ricci, Saldarini), vier antworteten ausweichend (Tite, Riggi, Testore, Ballestrero), drei antworteten gesprächsbereit (Bollone, Vial, Gonella).

Die Reaktionen im einzelnen:

Kard. Joseph Ratzinger, Präfekt der Glaubenskongregation, Vatikan, wurde zusätzlich im Brief gefragt, warum er Pfarrer Herbst an Msgr. Ricci verwiesen habe, obwohl dieser nicht antworten darf; ob der Papst nunmehr über den Betrug von Turin bzw. den schweren Betrugsverdacht informiert sei. – Keine Antwort.

Msgr. Prof. Giulio Ricci, Rom – keine Antwort.

Kard. Giovanni Saldarini, Palazzo Arciepiscopale, Turin, wurde als jetziger Kustode zusätzlich um die Erlaubnis gebeten, folgende Objekte sehen und eventuell fotografieren oder fotokopieren zu dürfen: den von der Medienfirma 3M während der Probenahme gedrehten Film; Riggis unzensierte Fotos; insbesondere den Rest des von Riggi abgetrennten 22 × 81-mm-Stücks, den er aufbewahrt. – Keine Antwort.

Prof. M. S. Tite, Oxford University, Oxford, wurde noch gefragt, ob er selbst oder der Kardinal die Proben verpackt habe. Darauf antwortete er am 5. Mai 1992: »Ich mit dem Erzbischof . . .« und legte den *Nature*-Artikel bei. Auf das Angebot, zu den Argumenten korrigierend Stellung zu nehmen, ging er nicht ein.

Giovanni Riggi di Numana, Turin, wurde noch gefragt, ob er aus eigenem Entschluß oder auf Weisung des Kardinals das Filmen der Probenverpackung im Kapitelsaal verhindert habe. In seiner Antwort vom 27. April 1992 erkenne ich positive und negative Signale. Positive: Riggi ist ein gläubiger Grabtuchverehrer; fühlt sich zu Unrecht angeklagt mit anderen Personen, »die gegen alle Erwartung die Schmach einer ungünstigen Datierung erleiden«; garantiert (m. E. glaubhaft), »daß während keiner Operation, die er selbst beobachten konnte *(sotto i miei occhi)*, jemand die Gelegenheit hatte, die Proben auszutauschen«.

Bedauerlich ist, daß er – wie es mir scheint – weiterhin den »Rest der Wahrheit«, nämlich das, was außerhalb seines Gesichtsfeldes zwangsläufig geschah, verschweigen und vertuschen muß: Er habe das von ihm abgetrennte Stoffstückchen »in mehrere Teile geteilt«. Würde er wahrheitsgemäß sagen »in drei gleiche Teile«, so müßte er Testore widersprechen, der in der zweiten Ausgabe seines Pariser Reports vier Teile behauptet. Also bleibt die schwammige Formulierung »mehrere« als Zuflucht in eine »unanfechtbare Wahrheit«.

Eher lustig als listig erscheint Riggis Antwort auf die Frage, ob er selbst oder der Kardinal das Filmen der Probenverpackung verhindert habe: Die Kontrollstellen hätten davon abgeraten. Wer war denn die oberste und verantwortliche Kontrollinstanz, wenn nicht der Kardinal-Kustode? Es war das weltliche British Museum und das weltliche Polytechnikum zu Turin (dem auch Testore und Gonella angehören). Warum sollen diese weltlichen Institute vom Filmen der entscheidenden Phase abgeraten haben? Aus purem Respekt vor dem Wort »Garant«. Denn »die ›Garanten‹ . . . konnten nicht überwacht werden, ohne daß die eigentliche Bedeutung des Wortes [Garant] verdreht worden wäre«. Immerhin läßt auch Riggi für sich selbst und zugleich für die lästigen Fragesteller noch einen Fluchtweg nach oben offen: »Weitere Details . . . betreffend müssen Sie sich ab jetzt an die *kirchliche* Autorität wenden und an die Verantwortlichen in der Überwachungsbehörde, die an jenem Tage tätig waren.«

Prof. A. Testore, Politecnico di Torino, Turin, wurde noch gebeten, bei Respektierung seiner Bindung an vatikanische Autoritäten, wenigstens jene Autorität oder Dienststelle zu nennen, damit Fragesteller sich an diese wenden können.

Dieses Ersuchen sei durchaus legitim, es entspreche demokratischem Brauch.

Um seinen aggressiven Antwortbrief vom 27. April 1992 und sein Verhalten zu begreifen, ist vom Schlußsatz auszugehen. Darin rät er dem Autor, er solle das Grabtuch als einen zwar wertvollen »materiellen Gegenstand« betrachten, aber nicht als »Glaubenswahrheit«. Das bedeutet offenbar, nachdem Testore weiß, daß es mir um den historischen Jesus geht: Kein materieller Gegenstand darf die göttliche, der Kirche anvertraute Glaubenswahrheit in Frage stellen. Im Zweifelsfall ist der Gegenstand zurechtzurücken, nicht das Dogma. Das ist der Graben zwischen Jesuanern und Paulanern.

Von diesem Graben her ist Testores Verhalten zu erklären: Er warnt mich, »Unterstellungen über sein moralisches Verhalten zu veröffentlichen«, obwohl im Brief an ihn davon gar keine Rede war. Er wirft mir »böswillige Behauptungen« und »simple, der Phantasie entsprungene Schlußfolgerungen« vor sowie die Absicht, »kirchliche Würdenträger in den Schmutz zu ziehen«. Er betont, daß er »dem Vatikan sich verpflichtet fühlt«. Er rät mir, um korrekte Informationen zu erhalten, solle ich mich »direkt an den Vatikan wenden«, nennt aber nicht die konkrete Stelle, obwohl er im PS ausdrücklich darum gebeten wurde. Das klingt fast wie Hohn in Anbetracht meiner vergeblichen Bemühungen, bei Kard. Ratzinger und dann bei Msgr. Ricci solide Informationen zu erhalten. Er rät mir auch, mich »an den Kustoden der Sacra Sindone zu wenden«. Tatsache ist: Vom 1. bis 8. Juni 1991 bemühte ich mich in Turin um eine Audienz, zuerst beim früheren, dann beim jetzigen Kustoden. Ich durfte wenigstens meine italienisch beschrifteten Fotodokumente im Vorzimmer abgeben und vor meinem Rückflug wieder abholen. Erzbischof Saldarini, jetzt Kardinal, finde sie »interessant«, hörte ich beiläufig.

Testore versichert, daß seiner Kenntnis nach am Tag der Probenahme keine Probenvertauschung geschehen sei. »Alles, was nach diesem Tag geschah, fällt nicht in meine Zuständigkeit.« Demnach wäre nicht auszuschließen, daß auch er zunächst unwissend seinen Dienst tat. Er selbst äußert Bedenken gegen das »Carbonverfahren« und will mit anderen Wissenschaftlern »alternative Möglichkeiten« suchen. Er persönlich »findet sich nicht mit der Tatsache ab, daß das Grabtuch aus dem Mittelalter stammt«. (Davon war in seinem Pariser Referat zwar noch nichts zu spüren, aber diese Bemerkung läßt auf ein allmähliches Umdenken bei den Verantwortlichen schließen, und das ist erfreulich.)

Kard. Anastasio Ballestrero, Monastero della S. Croce, B. di Magra, wurde noch gefragt, wer außer Dr. Tite ihn zum Verpacken der Proben in den Kapitelsaal begleitete. Endlich reagierte er. Hier der volle Wortlaut seines Schreibens: »Zu Ihrem Brief vom 13. April 1992, in dem Sie von möglichen Vergehen in bezug auf die Tuchproben des Heiligen Grabtuchs und die Probenahmen sprechen, habe ich absolut nichts zu sagen. Seit 1990 habe ich o.g. Angelegenheiten betreffend sämtliche Verantwortlichkeiten abgelegt. Diese sind meinem Nachfolger, Giovanni Saldarini, übergeben worden. Anastasio card. Ballestrero«.

Wer diese sieben von zehn Reaktionen auf das faire Angebot, die Wirklichkeit aufzudecken, um eventuelle Irrtümer zu korrigieren, einmal in Ruhe bedenkt, kann die psychische Tiefendimension des Kriminalfalls Golgatha erspüren: Die Existenzangst und die Fesselung an Dogmen zwingt fortschreitend auch gutwillige und geradlinige Menschen, unpassende Fakten zu verschweigen oder zu verdrehen und dabei sich selbst zu krümmen.

Wer überdies die ganze Briefseite des Kardinals genau betrachtet, nähert sich jener Tiefenschicht, wo die religiöse Entscheidung wurzelt. Sie sehen auf der gegenüberliegenden Seite das Blatt im Faksimile: ohne Absender, Adressat, Anrede und Gruß; bei umgewendetem Briefformular.

In relazione alla Vostra lettera
datata 13/4/1992 circa possibili
manomissioni dei tessuti sindonici
in occasione dei prelievi sindonici
non ho assolutamente nulla da dire.
Dal 1990 non ho più alcuna responsabi-
lità al riguardo che è stata demandata
al mio successore a Torino il Cardinale
Giovanni Saldarini.

Bocca di Magra 12 /V/ 1992.

†Anastasio card. Ballestrero

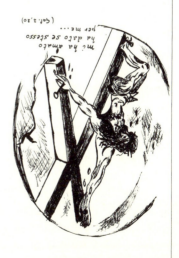

Die Bildunterschrift lautet: »Mich hat er geliebt, hat sich selbst hingegeben für mich ... (Gal 2,20)«. Wer durch den Spalt »Kriminalfall Turin« ein wenig von der inneren Geschichte des Christen Anastasio wahrnimmt, die er am Ende selbst mit diesem blutbetonten Kreuzigungsbild andeutet, dem vergeht die Lust, Paulus und die an seine Erlösungstheorie gebundenen Theologen mit Haß und Häme zu bekriegen. Einen auf die Kellerwand projizierten Schatten erledigt man nicht mit dem Schießgewehr, sondern mit Tageslicht. Denn auch die nur-eine Waffe des Erzketzers Jesus gegen alle von Menschen geheiligten Irrtümer ist die ungebrochene Geradheit des Herzens und der Vernunft, beide vom Schöpfer gegeben. Von daher werden Sie verstehen, warum auf den ersten Seiten dieses Buches sein Antlitz Sie einlädt mit seiner Maxime: Wahrhaftigkeit macht euch frei.

Prof. Dr. Vial, Musée des Textiles, Lyon, wurde noch über Einzelheiten bezüglich der Stoffäden aus Var und der Breite des Probestreifens gefragt. Er reagierte am 26. April 1992 freundlich, klärte ein Mißverständnis auf und erwartet interessiert die französische Ausgabe des Buches.
Prof. Luigi Gonella, Turin, wurde noch gefragt, ob er selbst oder der Kardinal die Proben im Kapitelsaal verpackte. In seinem Antwortbrief vom 24. 4. 1992, den man mir zu lesen gab, überging er diese Frage. Aber ich konnte seinem Brief einige Informationen entnehmen.

1. »Die Tuchproben sind vom Kardinal persönlich und offiziell als authentisch bescheinigt worden.« Dieser Satz, mit dem er beginnt, ist für den tiefgläubigen Katholiken Gonella das alles Weitere entscheidende Faktum.
2. »Die Untersuchungen entsprachen den schriftlichen Anordnungen des Staatssekretärs von Sankt Peter.« So erfahren wir endlich die von Testore verschwiegene »Vatikanische Autorität«.

3. »Die Untersuchungen vollzogen sich unter meiner technisch-wissenschaftlichen Aufsicht.« Endlich ein Mann, der zu seiner schweren Verantwortung steht, statt sie auf Tite abzuschieben oder sich in Schweigen zu hüllen!
4. Schon 1978 wurde er vom Politecnico di Torino dem Kardinal zur Leitung dieses Unternehmen vorgeschlagen. – So früh war es geplant.
5. Kämpferisch wehrte er sich gegen meine Beschuldigungen, bevor er die Argumente kannte. – Ich halte ihn für einen tapferen Ritter, treu seinem Dienstherrn und seiner Kirche, der nicht annehmen kann oder will, daß er listig mißbraucht wurde.

Meine Folgerung: Die Probenvertauschung wurde (vielleicht schon seit 1978) so geschickt vorbereitet und am 21. 4. 1988 so heimlich durchgeführt, daß auch Gonella nichts Ungehöriges bemerken konnte.

Aber er ist der erste von allen Betroffenen, der wenigstens zu einer Auseinandersetzung bereit ist. Er bat, ihm die Argumente vorzulegen, um sie beurteilen zu können, und nannte zwecks schneller Abwicklung seine Fax- und Fernrufnummer. Auf meine Empfehlung hin wurden ihm die wichtigsten Sätze »an den Leser«, die zwei einfachsten Argumente (1 und 4) und die drei entscheidenden Folgerungen via Fax übermittelt. Da seine schnell erwartete Antwort ausblieb, schrieb ich am 29. 5. 1992 ihm persönlich, damit seine Stellungnahme noch im Buch berücksichtigt werden kann. Als mir am 10. 6. 1992 sein langer Antwortbrief (44 Fax-Zeilen) zum Lesen gegeben wurde, freute ich mich. Endlich ein Gespräch zur Sache! – Ich wurde wieder enttäuscht. Wenn ich die 30 Zeilen Schimpfe weglasse, bleiben noch diese »Gegenargumente«:

| 1. Die Beschädigung der Oxfordprobe betrifft gar nicht ihr Alter. | Hab' ich das behauptet? Bitte, richtig lesen! |

2. Diese Beschädigung kann jederzeit in Turin oder beim Auspacken in Oxford geschehen sein.

Denkbar? – Ja.
Machbar? – Nein.
Siehe Seite 57 f.

3. »Das Zahlenrätsel hinsichtlich der Größe der Probe erwächst aus einer andauernden Verwirrung von Daten, die sich auf verschiedene Stadien der Gesamtoperation beziehen (nominelles Ziel, grober Schnitt, gereinigte Probe).«

Bitte konkreter! – Grober Schnitt war 22 mm breit, nicht 16! Wird ein 40-Kettfäden-Streifen durch Reinigen um 25 Fäden breiter, also zum 65-Kettfädenstreifen? (Seite 70, Skizze B) – Wer hat denn diese »andauernde Verwirrung« verursacht?

4. »Die Berechnung 3 x 50 : 7 ist vollständig bedeutungslos.«

Etwas sorgfältiger lesen, um die Bedeutung zu erkennen!

5. (»~«) hat nichts mit dem Material zu tun, sondern mit Meßungenauigkeit. – »Als Experte von internationalem Rang für Messungen bin ich fast amüsiert, wenn ich von der ›ultimate precision‹ bei Messung von Metall-Längen lese.«

Dankeschön für diese Aufklärung eines Hinterwäldlers! Ich werd's ihm sagen (wenn ich ihn irgendwo finde).

6. »In Turin legten wir ausdrücklich Wert darauf, keinen wie auch immer gearteten Kommentar zu der Expertise des Labors abzugeben, weder vor noch nach der Publikation durch »Natur«, und die Autoren wußten dies ganz genau; die Datierung des Leichentuches, ebenso wie die vorhergehenden wissenschaftlichen Untersuchungen waren freie wissenschaftliche Forschung, und die Autoritäten aus Turin machten deutlich, daß die Publikation in der vollständigen und ausschließlichen Verantwortung der

Autoren lag: wenn die Autoren des Textes es vorzogen, Zahlen zu veröffentlichen, von denen sie keine direkte Kenntnis besaßen, ohne die Quelle anzugeben, so ist dies deren Angelegenheit.«

Wenn Tite »ganz genau wußte«, daß Turin keinen Kommentar gibt, war's nicht nett von ihm, Sie um die Korrektur des *Nature*-Artikels zu bitten. War's nett von Turin, den 10-mm-Fehler stehenzulassen?

Professor Gonella deutete zu Anfang seiner Schimpfe an, mit mir selbst wünsche er keine Korrespondenz. Aber so dürfen wir ihn nicht entlassen, weil er uns bei der Wahrheitssuche helfen kann. Er weiß etwas Entscheidendes, was unsereiner nicht wissen kann. Vielleicht antwortet er Ihnen, wenn Sie freundlich und mit offenem Visier ihm diese einfache Frage vorlegen: *Sahen* Sie, daß der Kardinal selbst die Proben *in die Alufolien* steckte? Wenn nicht er, wer tat es?
Ich bin überzeugt, Gonella bleibt trotz seines verständlichen Zorns moralisch erreichbar. Postalisch erreichbar ist er jedenfalls. (Adresse: C. Vittorio Emman. 11, 20 Torino / Telefon: +39-11-88 34 37 / Fax: 00 39-11-5 64 73 99)

Prof. Pierluigi Baima Bollone, Revelasco/Turin, wurde u.a. noch gefragt, ob er als Präsident des Centro Internazionale di Sindonologia zur Probenahme am 21. April 1988 eingeladen war und Testores Wiegeergebnisse auf dem Videoschirm ablesen konnte. Am 24. April 1988 beantwortete er unbefangen alle Fragen. Er wurde nicht eingeladen. Er hat seine Kritik an der C-14-Datierung des Grabtuches 1990 unter dem Titel »Sindone o no« bei der Società Editrice Internazionale veröffentlicht und – wurde bisher mit Schweigen ummauert.

7.
Ostern wird real

Der Gott EL (KRAFT) im Menschen Jesu

Energie heißt das allgegenwärtige Problem: Ob der Jude Albert Einstein, als er uns die Weltformel $E = mc^2$ aufschloß, bedachte, daß ein vormosaischer Eigenname des Gottes Israels ENERGIE bedeutet? El = *dynamis* = Kraft = der Schöpfer als Urquell aller Energie. Diesen alten Gottesnamen fand ich zu meiner Überraschung beim Durchkämmen der Passionstexte als Schlüsselbegriff. Hier der rekonstruierte Urtext: Auf die im Ketzerprozeß entscheidende Frage des Hohenpriesters, ob er der Messias sei, erwiderte Jesus:

»Das hast du gesagt. – Ich aber sage euch:
Ab jetzt werdet ihr es *sehen*,
daß der Menschensohn [ein einfacher Mensch wie ich]
zur Rechten der *Kraft* sitzt.«

Ab jetzt (statt irgendwann) werden sie sehen (statt nur vermuten), daß dieser arme Mensch da vom Schöpfer, dessen Name und Wesen KRAFT ist, mit seiner Rechten umarmt und gestärkt wird. Später haben christliche Apokalyptiker etwas ganz anderes daraus gemacht.[35]
Von diesem kühnen Jesuswort ausgehend, las ich noch einmal aufmerksamer seine Leidensgeschichte, um zu »sehen«, wo der Gott namens DYNAMIS ihm unerwartete Dynamik zufließen ließ. Ich suchte nach dem Tiefpunkt seiner Schwäche und fand ihn am Ölberg, wo er zitternd und schwitzend vor

Angst am Boden lag. Die Nullmarke seines Kraftvorrats wird auch daraus ersichtlich, daß er, der als Bergführer seinen Jüngern immer wieder Mut machte und voranging, jetzt seine Freunde bittet: Bleibt bei mir, wacht mit mir! Wie ein Ertrinkender nach dem Strohhalm greift!

Für unsereinen, der heute nicht sicher sein kann, daß er nicht morgen sich völlig deprimiert fühlt, ist die ungeschönte Lebensgeschichte des wirklichen Jesus eine bessere »Gute Botschaft« als die Wunderlegenden über einen hoch hinauf gedachten Christus, denn – am Nullpunkt kam er zur Wende. Er wandte sich seinem »Abba« zu. Mit diesem spezifischen Gottesnamen meint Jesu den mütterlichen Vater, die Mutter im Vater (Lk 6,36: *patèr oiktírmon*). Er bittet mit ungebrochenem Vertrauen und bleibt doch ganz nüchtern: »*Wenn* es möglich ist . . .«

Hier beginnt seine auf Wunder verzichtende, realistische Auferstehung, die seine ebenso niedergeschlagenen Mitmenschen *nachvollziehen* können. Gerade das ist wichtig.

Ich halte es für möglich, daß am Ölberg die verrückteste der drei Versuchungen Jesu geschah, die später von Matthäus/ Lukas in den Wüstenaufenthalt verlegt wurden. Er konnte vertrauten Freunden dieses innere Erlebnis so mitteilen: Es drängte mich auf den »sehr hohen Berg« meiner letzten Möglichkeit, mich frei zu entscheiden: Entweder weiterfliehen, zurück nach Galiläa, um mich und meinen Anhang zu retten vor dem Zugriff der Glaubensbehörde; oder das Verhaftungskommando abwarten und all das Schreckliche herankommen lassen, nur um den Glaubensrichtern Israels noch einmal, wahrscheinlich erfolglos, den wirklichen Gott zu bezeugen? Was ist richtiger? Da wisperte es in mir: Du armer Spinner, wolltest die Menschen mit der Gottesherrschaft beglücken, ein Reich der Liebe ihnen bringen. Das geht ja gar nicht. Einen Haufen Egoisten kannst du nur mit List und Gewalt zähmen. Schau doch hinein in alle Reiche der Welt! Wodurch sind sie prächtig und stark geworden? Etwa durch Redlichkeit und Güte? Du kannst all diese Reiche haben, kannst zum Weltenherrscher und Menschheitsbeglücker aufsteigen, wenn du deinen »lieben Gott« fahrenläßt, der dir ohnehin nicht hilft, und zur erfolgreichen Gegenpartei übergehst. Diese Versuchung war ernst, weil das Gewisper in der Tat zur Hälfte wahr ist, und die andere Hälfte weder sichtbar noch beweisbar war. In dieser, für die weitere Religionsgeschichte entscheidenden Ölbergstunde konnte keine Ratio, sondern nur noch die »Neigung« eines unverdorbenen Herzens richtig entscheiden: »Du sollst nur deinem Gott dienen!« Und kraft dieser (nach dem Tauferlebnis erneuerten) Grundentscheidung konnte der bescheidene Gottsucher österlich aufstehen, immer wieder sich aufrichten. Verfolgen wir seinen Weg bis Golgatha:

1. »Er stand auf« vom Gebet und ging, Bestien ausgeliefert, von den Freunden verlassen, ohne Rettungswunder dem Abba vertrauend, seinen *geraden Weg*.
2. Das Verhaftungskommando kommt. Da sagt er den Seinen, anstatt zu fliehen: *Agômen!* Gehn wir voran!
3. Den verirrten Judas, der meint, ihn dem Glaubensgericht ausliefern zu müssen, nennt er immer noch »Freund«, statt ihn zu verteufeln.
4. Den immer noch im alten Machtdenken befangenen Jüngern, die ihm mit ihren Waffen helfen wollten, sagt er: Laßt das!
5. Seinen Richtern hält er ihre Verhärtung vor: Ihr wollt meine Botschaft nicht anhören, aber auch meine Fragen nicht beantworten.
6. Er schweigt vor Pilatus, obwohl dieser ihn retten konnte und auch wollte. Sehnte er sich nach dem Leiden; so wie Paulus?[36] Nein, er wollte nur nicht lügen. Um freizukommen, hätte er dem Statthalter erklären müssen: Meine Botschaft ist rein religiös und für das Imperium Romanum ungefährlich. Und das wäre gelogen. Denn das

»Reich Gottes auf Erden«, das Jesus meint, ist ganzheit-lich, insofern auch politisch und widerspricht der Tyran-nei Roms in vieler Hinsicht.

7. Noch auf dem Weg zur Hinrichtung ist ihm das Schicksal des Volkes wichtiger als sein eigenes. Darum sagt er den Klagefrauen: Weint lieber über euch und eure Kinder! Denn wenn sie (die Römer) so etwas mit dem grünen Holz tun (mit mir als vermeintlichem Rebellen), was werden sie dann mit dem dürren tun (mit echten Aufständi-schen)?

8. Vor der Annagelung bieten ihm die Henker den Betäu-bungstrunk, um sich die Arbeit zu erleichtern. Er lehnt ab. Warum? Wiederum nicht, um möglichst zu leiden, sondern weil er in den folgenden Stunden hellwach blei-ben will. Denn sein Ketzerprozeß ist erst abgeschlossen, wenn die dabei umstehenden Beobachter des Hohen Rates das Ende des Verurteilten »sehen«: Wenn Gott ihn noch durch ein Wunder rettet, muß das Glaubensgericht sein Urteil revidieren; wenn er seinen Irrtum bekennt und bereut, rettet er wenigstens seine Seele; wenn er seine Richter verflucht, ist er mit Leib und Seele verlo-ren. Sie sollen aber »ab jetzt sehen«, daß nicht ihr Wun-dergott, sondern der wirkliche, dessen Name El und Abba (KRAFT und GÜTE) ist, ihn mit seiner Rechten umarmt und stärkt.

9. Während die Henker brutal seine Glieder aufs Holz nageln, kann er noch für sie einstehen: »Abba, vergib ihnen!« Das wirkt die KRAFT des mütterlichen Gottes in dem Gottsucher Jesus: Alle Menschen, auch meine Peini-ger, sollen sich aus ihrer Herzensverhärtung lösen (erlö-sen). Darum verzichte ich auf Vergeltung, wünsche ihnen Umkehr und Vergebung. Das ist Jesu realistisches Erlösungswerk; nein: Hilfe zur Selbsterlösung durch Umkehr und gegenseitige Schuldvergebung. Die Vereh-rer eines Kriegs- und Richtergottes riefen (in 60 von 150

Psalmen!) um Rache und Vernichtung über ihre Feinde. Um selbst von Sündenschulden frei zu werden, brachten sie ihm Ersatzopfer. Und nach Paulus müssen Christen nur »feste glauben«, daß das Opferlamm am Kreuz alle Schulden schon bezahlt hat; nach kirchlicher Lehre müssen sie ihre Sünden einem Priester ins Ohr flüstern, der per Sakrament ermächtigt ist, sie freizusprechen. Beides ist theologisch konstruierte, billigere Erlösung im Unterschied zur jesuanischen, die alle Kraft des Herzens fordert, aber dafür echten Frieden schafft: mit dem Feind, mit sich selbst und mit dem Schöpfer.

10. Obwohl als Hängender um Luft ringend, schreit er laut: »ELI, ELI!« Nur soviel wurde von Umstehenden gehört, denn sie meinten, er rufe nach dem Propheten Elija, daß er vom Himmel herunterkomme und ihn durch ein Wunder rette. Heutige Theologen meinen, er habe seine Gottverlassenheit hinausgeschrien, und manche überschlagen sich geradezu in ihrer Theo-Logik: Am Kreuz hat Gott Gott verlassen. Die situationsgerechte und jesusgemäße, aber »wunderlose« Wirklichkeit ist: Er begann, den Psalm 22 zu beten, und zwar laut. Nicht, damit Gott ihn hört, sondern die umstehenden Gegner und Jüngerinnen. Denn dieser Psalm ist das Gebet eines Menschen, der in tiefster Not, in scheinbarer Gottverlassenheit sein ungebrochenes, ja siegesbewußtes Gottvertrauen zum Ausdruck bringt.[37] Gerade jetzt, bei der Nagelprobe des Ausgangs, sollen alle, Feinde wie Freunde, nicht nur glauben, sondern sehen, daß der als Gotteslästerer verurteilte und wie gottverlassen am Kreuz hängende Jesus in Wirklichkeit »zur Rechten der KRAFT sitzt«, d. h. vom Lebenskraft schenkenden Schöpfer (ELI, ELI!) geliebt und bestärkt wird, nicht zum Zaubern, was die jüdischen Richter erwarteten, sondern zum Durchhalten.

11. Das Schlußwort des Psalms lautet: »Es ist vollbracht.«

Das stieß er mit letztmöglicher Anstrengung heraus und zugleich seinen letzten Atemvorrat. Der Gott »EL« hat sein Heilswerk vollbracht. Es ist getan.

12. Sehr eigenartig, ja einmalig im profanen und biblischen Griechisch ist die nun folgende Formulierung, wo das Wort »sterben« zu erwarten wäre, bei Markus, Matthäus, Lukas und Johannes. *Ekpneo* ohne Objekt bedeutet nichts anderes als »ausatmen«. Und hier heißt es: »Er atmete aus« / »Er entließ seinen Atem« / »Er übergab Gott seinen Atem« / »Abba, in deine Hände deponiere ich meinen Atem«. Das war Jesu letzte *Tat* am Kreuz. Er läßt sich nicht resigniert von Mördern umbringen. Er selbst übergibt seinen Atem, somit seine ganze Lebenskraft bewußt und vertrauend dem, der sie ihm schenkte. Der gute Gott wird schon fügen, was gut ist. Auf diese Weise wird es möglich, daß er, für tot gehalten, ganz schwach wie im Koma weiterlebt.

Österliche Auswirkungen der KRAFT

Daß Jesus die Kreuzigung überlebte (zwar nicht als einziger in der Geschichte, aber doch als einer der äußerst seltenen Fälle), dazu bedurfte es einer »ausgeklügelten« Kombination von Zufällen; vergleichbar dem Gemisch von Zufällen und Notwendigkeiten, die in unserer Geschichte die Entstehung von Leben ermöglichten. Um nur irgendeinen der Zufälle zu nennen: Daß der Ratsherr Josef reich und liberal und modern genug war, sich kurz zuvor eine zugängliche Grabhöhle nach Ägypterart nahe der Hinrichtungsstätte aushauen zu lassen. Aber ich will hier nur ein paar Zufälle aufspüren, die zugleich Nachwirkungen der enormen KRAFT Jesu waren:

● Der Hauptmann des Exekutionskommandos, ein Soldat, dem nur die Kraft des Gegners imponiert: »Als er *sah*, daß

Jesus derart schreiend aushauchte, sagte er: Wahrhaftig, dieser Mensch war doch ein Sohn eines Gottes.« So wörtlich.[38] Nach seiner heidnischen Vorstellung heißt das: ein Halbgott wie Herkules. Denn sein Chef Pilatus hatte Jesus geißeln lassen, um zu testen, ob an dem Gottes-Sohn-Gerede der Juden etwas dran ist, und dann konstatiert: *Ecce homo!* Da, seht nur, er ist ein Mensch! (Pilatus, im Grunde so zaubergläubig wie Kaiphas, ahnte wohl gar nicht, wie sehr er recht hat: Jesus ist nur ein Mensch, an keiner Stelle über Menschenmaß hinaus aufgeplustert, ein rundum richtiger Mensch.) Darum scheute sich der Hauptmann, den Körper dieses »Heroen« zu zerstören. Als er wegen des nahenden Festbeginns (Sonnenuntergang) die drei Kreuze abräumen und zuvor den Tod der Hingerichteten konstatieren mußte, tat er nur das Nötigste: »Er stieß mit seiner Lanze die [rechte] Seite an« *(tèn pleuràn ényxen).* Durch keine Scheu gehemmt, hätte er wohl brutal hineingestoßen.

- Josef von Arimathäa, als Mitglied des Hohen Rates zur amtlichen Beobachtung dieser Ketzerhinrichtung abgeordnet, war bisher nur ein heimlicher Anhänger Jesu; aus verständlicher Angst vor seinen Kollegen. Aber jetzt, nachdem er die ungewöhnliche KRAFT des Gekreuzigten »sah«, packte es ihn. »Er faßte Mut«, nicht nur gegenüber dem Judenfeind Pilatus, die Freigabe der Leiche Jesu zu erwirken, sondern auch gegenüber der jüdischen Oberschicht, sich offen zu diesem von der Inquisition verurteilten und ohne ein Rettungswunder Jahwes hingerichteten Gotteslästerer zu bekennen.
- Daß im Grunde der Römer Pilatus das Überleben des von ihm gekreuzigten »Judenkönigs« ermöglichte, ist einer der kuriosesten Zufälle in der Menschheitsgeschichte. Pilatus »wunderte sich«, daß Jesus nach ein paar Stunden schon tot sei, wo die raffinierte Kreuzigungsmethode doch darauf angelegt war, Staatsverbrecher ein paar Tage lang

öffentlich sterben zu lassen. Auch wenn er die Meldung des Hauptmanns von der korrekt vollzogenen Hinrichtung glaubte, blieb doch das eigentliche Risiko: Jüdische Nationalisten konnten das Begräbnis ihres gescheiterten Königs und danach jahrelang seine Grabpflege als Heroenkult aufbauschen und zur antirömischen Demonstration mißbrauchen. Fazit: Gerade diese Leiche freizugeben, war politisch ein grober Schnitzer. Wie kam der Römer zu dieser irrationalen Entscheidung? Das abergläubische Gerede von einem Gottessohn und Messias hatte er entlarvt durch seine Auspeitschung: Seht hin, nur ein Mensch! Aber dann mußte er sich selbst wundern über die KRAFT-volle Majestas dieses äußerlich Zerschlagenen: Er schwieg, statt sich zu verteidigen. Nicht mal ein Haßausbruch! Die innere Unsicherheit des Richters könnte auch in seiner Unschuldsbeteuerung durch den komischen Reinigungsritus (Handwaschung) zum Ausdruck kommen. Und wie so oft bei den Machttaten der Männer steht im Hintergrund eine Frau. Seine Gattin ließ ihm sagen:»Laß die Hände von jenem Gerechten! Ich habe heute im Traum seinetwegen viel ausgestanden.«

- Die Jüngerinnen hielten zwar unter seinem Kreuze aus, während alle Jünger sich verkrochen (Maria mit Johannes auf Golgatha ist johanneische Christologie), aber wenn Jesus entkräftet, resigniert und ohne ein»Zeichen vom Himmel« geendet hätte, wären sie geschlagen nach Hause gewankt. Vielleicht war er doch ein Irrlehrer, da Jahwe ihn nicht rettete? Ich glaube, die letzte KRAFT-Tat des Gekreuzigten, sein hinausgerufenes Vertrauen zu EL und seine freie Hingabe des Atems bewog sie, ihm mutig den letzten Ehrendienst zu erweisen, sich für sein möglichst würdiges Begräbnis, einschließlich der Salbung mit Aromata, einzusetzen.

Egérthe = Er wachte auf
Die Jüngerinnen gingen nach dem ältesten und glaubwürdigsten Bericht (Mk 16,2–8) vor Sonnenaufgang nach dem Sabbat zur Grabhöhle, um Jesus zu salben; natürlich in Abmachung mit Josef, da sie den Verschlußstein allein nicht wegrollen konnten.[39] Aber das Grab war offen (also war Josef schon vor ihnen da) und drinnen wartete ein *neaniskos*. Das bedeutet im Profan- und Bibelgriechisch nichts anderes als: ein junger Bursche, wahrscheinlich ein Sohn oder Diener des Ratsherrn. Der vergewisserte sich erst, ob es Jüngerinnen Jesu seien oder nur neugierige Weiber. Dann sagte er seine Botschaft: »*Egérthe.*« Hier ist Genauigkeit beim Übersetzen gefordert wie beim Fädchenzählen im ersten Kapitel. *Egéiro* heißt aufwecken, aufrichten. Die Passivform bedeutet in der Sprache gläubiger Juden oft: durch Gott. Also besagt die Meldung: Er wurde durch Gottes Fügung aufgeweckt. Profan gesagt: Er erwachte.
Dann nannte er ihnen den Auftrag, der nur von dem wiedererwachten Jesus kommen kann: Meldet den Jüngern, besonders dem Petrus, daß er (Petrus) euch nach Galiläa führt. Erst dort werdet ihr ihn (Jesus) sehen (also nicht schon hier in Jerusalem).[40] Dann verließen die Frauen fluchtartig das Höhlengrab, denn Zittern (vor Aufregung) und »*ekstasis*« (vor Freude) hatte sie gepackt. Und sie sagten keinem (natürlich keinem Fremden) etwas davon, sie befürchteten nämlich...[41]
Hier bricht das ursprüngliche Markusevangelium abrupt ab. Situationsgerecht konnte der fehlende Halbsatz nur lauten: ...daß Pilatus Jesus suchen und zu Ende kreuzigen läßt, wenn ihm das zu Ohren kommt.
Aber derartiges durfte später, bei »fortgeschrittener« Christologie nicht mehr gepredigt werden. Denn schon die zweite Evangelistengeneration, Matthäus und Lukas, hat in der guten Absicht, Jesus zu überhöhen, die Ostergeschichte »verbessert«, ja man darf ruhig sagen, so aufgeblasen, daß

sie heute platzt: Matthäus vergrößerte den Neaniskos zu einem blitzenden Engel des Herrn, der vom Himmel schwebte, unter gewaltigem Erdbeben den Stein wegwälzte und die (erfundenen) Grabwächter durch seinen bloßen Anblick lähmte. Und Lukas machte daraus sogar zwei Engel.

Wenn Sie sich durch meine Darstellung des Passions- und Ostergeschehens verunsichert fühlen, weil Sie die Texte anders »im Ohr haben«, können Sie die nötige Exegese nachprüfen in dem Buch »Der wirkliche Jesus«. Dort versuchte ich, die späteren Vergoldungen vorsichtig von der ursprünglichen Jesusüberlieferung abzulösen, und bat die Leser um ihre kritisch prüfende Mitarbeit. Darum darf ich hier die höchstwahrscheinlich historischen Mosaiksteinchen zur weiteren Ostergeschichte aus Matthäus/Lukas/Johannes kurz aneinanderreihen: ohne exegetische Begründung.

Maria Magdalena führt Petrus zum leeren Grab, das er noch nicht kennt. Er konstatiert die unerwartet ordentliche Lage der Wickelbinden und des Schweißtuches.[42] Als ob da eine Leiche bandagiert werden sollte, was sich dann als überflüssig erwies! Der Magdalenerin gelingt es mittels Tränenkraft, den wirklichen Gärtner zu bewegen, ihr zu verraten, wohin er Jesus »geschleppt« (!) hat *(bastazo)*. Sie findet ihn und es kommt zu dem ergreifenden Dialog: »Mariam!« – »Rabbuni!« (lieber Meister) – »Halte mich nicht fest!«

Auch Petrus besucht durch Vermittlung Marias den Wiedererwachten. Er sammelt, soweit möglich, die Jünger, die sich verlaufen hatten, bis zum Ostersonntag abend und kann ihnen bezeugen: Ich habe Jesus lebend gesehen. Dann führt er auftragsgemäß die verbliebene Jüngergruppe nach Galiläa zurück und hält sie dort zusammen

Nichts spricht dafür, daß Josef von Arimathäa, nachdem er Jesus aus dem Grab geholt hat, der Magdalenerin ihren Wunsch verweigerte: »Ich selbst möchte ihn aufnehmen« *(kagò autòn arô)* – natürlich, um ihn gesundzupflegen. Sie bewohnte ja mit ihrer Schwester Martha ein Haus im nahen

Bethanien, zu dem eine Grabhöhle gehörte (siehe Lazarusgeschichte), in der man notfalls auch einen Lebenden absolut sicher vor der römischen Polizei verstecken konnte.

Ich erinnere an solche möglichen Zusammenhänge, um zu zeigen, daß der wirkliche Gott keinerlei Zaubertricks braucht, um einen Menschen vor dem sicheren Tod zu retten, wohl aber gute und mutige Menschen.

Das folgende ist wieder eine Vermutung, die Sie prüfen mögen: Ein Bruchstück aus dem apokryphen Hebräerevangelium berichtet, daß Jesus »das Leintuch dem Priesterknecht gab« und dann zu seinem Bruder Jakobus ging.[43] Der Priesterknecht war natürlich ein in der Urgemeinde so bezeichneter oder beschimpfter Jünger. Als solcher kommt nur Judas in Frage. Er hat, der Order des Hohenpriesters gehorchend, Jesu diesem ausgeliefert, damit er prüfe, ob er der Messias ist. Da Judas seine Tat bereute und soweit als möglich wiedergutmachte,[44] ist anzunehmen, daß er wie auch »die Sünderin Magdalena« vom leeren Grab aus die Spur Jesu suchte, weil er nun um so treuer ihm dienen wollte. Für diese jesusgemäßere Judasgeschichte gibt es in der apokryphen Literatur noch mehr Anhaltspunkte. Daß seine Verzweiflung widersprüchlich und sein Selbstmord nur eine haßgeborene Verunglimpfung ist, geht schon daraus hervor, daß beide Versionen[45] unvereinbar sind. Wenn aber Jesus das Grabtuch mit den *sichtbaren* Zeichen seiner Kreuzigung *und* Reanimierung dem »Priesterknecht« gab, dann mit dem Auftrag: Geh hin und zeige es dem Priester, der dich knechtete! Wozu? Damit er *sehe*, was ich ihm verhieß: Daß der ihm ausgelieferte Mensch vom Gott EL = KRAFT geliebt und beschützt wurde.

Sobald Jesus trotz seiner Wunden ein paar Schritte laufen und auf einem Esel reiten kann, begibt er sich nach Galiläa; zunächst in Begleitung des Kleopas und eines weiteren Jüngers. Er wählt klugerweise die dunkleren Tageszeiten und die weniger frequentierte Pilgerstraße über Emmaus; übernachtet hier nicht, sondern nimmt nur einen Abendimbiß. Und bei der Art, wie er das Brot bricht und ihnen gibt, erkennen seine Jünger mit dem Herzen, was sie zuvor mit den Augen sahen: Ja, das ist er, so ist er, unser guter Meister!

Eines frühen Morgens kommt er an den See, weiß, wo seine Jünger nach nächtlichem Fischzug anlegen werden, bereitet dort ein kleines, nicht weit sichtbares Kohlenfeuer vor und wartet auf sie. Seine Begrüßung ist ganz unkompliziert und herzlich: Kinder, habt ihr etwas zu essen? . . . Später: Kommt und frühstückt! (wie eine Mutter) Die fällige Strafpredigt wegen ihrer Feigheit während seiner Passion fällt offensichtlich aus. Statt dessen: Friede euch! So sollt auch ihr einander Schuld nachlassen!

Er trifft sich einige Wochen lang mit der Jüngergruppe im geheimen, teils hinter verschlossenen Türen,[46] teils in der Flur, wo man dem Hungrigen eine Honigwabe von wilden Bienen anbietet.

Übrigens: Hätte er zu essen verlangt und so getan, als äße er, obwohl er, »vom Tode auferstanden«, keinen körperlichen Verdauungsapparat besaß, dann hätte er sie belogen. Und wenn seine Botschafter uns erzählen, er sei »vom Tode auferstanden«, obwohl er aß, dann belügen sie uns, wenngleich in guter pastoraler Absicht. – Aber! Der wirkliche Gott ist der Schöpfer, und der braucht keinerlei Lügen und keine noch so frommen Lügner, um sich uns mitzuteilen. Also ist alles Schöpfungswidrige aus der österlichen Rettungsgeschichte Jesu zu streichen. Oder wissen Sie eine andere anständige Lösung, die Sie selbst verantworten können?

Der Unterschied zwischen Gott und Gauklern:
Gaukler bringen im Nu aus dem leeren Zylinder einen lebendigen Hasen hervor. Kinder staunen; Erwachsene lachen.
Gott brauchte Jahrmillionen, um mittels abertausend feingefügter Zufälle aus der leblosen Erde Lebendiges hervorzubringen.

Aber Verständige wissen, wer größer ist: Gott oder Gaukler.

Ein den Kindern vorgegaukelter Gott würde eine Leiche im Nu ›reparieren‹ und aus dem Grab schweben lassen. Der wirkliche Gott, der gute Schöpfer und Vater aller Menschen, wird ohnehin seine entschlafenen Kinder wieder wecken und neu einkleiden – aber notfalls gibt er ihnen auch die Lebenskraft, die »Geburtswehen des Todes« zu überwinden. Und dazu braucht er keinen Zauber, nur ihr ungebrochenes Vertrauen.

Der WIRKLICHE zaubert niemals, *weil er nicht lügen kann.*

Er entfernte sich – seine KRAFT blieb

Sein Abschied

»Er führte sie heraus [aus Galiläa, nicht aus Jerusalem!] bis dahin, wo der Weg nach Bethanien abzweigt. Er erhob seine Hände und segnete sie. Dann geschah es: Während er sie segnete [weiter für sie betete], entfernte er sich von ihnen« (*diéste;* Lk 24,50 f). Einige Jahre später mußte Lukas seinen schlichten Bericht modernisieren: »Er wurde vor ihren Augen emporgehoben«, heißt es nun in Apg 1,9–11. »Eine Wolke nahm ihn weg vor ihren Augen. Während sie unverwandt zum Himmel schauten, siehe, da waren zwei Männer in weißen Gewändern zu ihnen hinzugetreten, die sagten: Ihr Männer aus Galiläa, was steht ihr da und schaut zum Himmel? Dieser Jesus, der von euch weg in den Himmel hinaufgenommen wurde, wird so wiederkommen, wie ihr ihn hinauffahren saht.«

Der Zorn packt mich, wenn ich die griechischen Urtexte, Lesarten und Handschriften, dann die deutschen Übersetzungen, Kommentare und Himmelfahrtspredigten durchsehe und dabei erkenne: a) wie gerade im entscheidenden ersten Jahrhundert die Gestalt und Botschaft Jesu verfälscht wurde; b) wie Theologen und Prediger, von Haus aus anständige Männer, buckeln, sich winden und gegensätzliche Texte zusammenkleistern *müssen*, um innerhalb der Kirchen ihren Mitmenschen dienen zu dürfen; c) wie alle noch so frommen Lügen über Jesus sich negativ auswirken. Zum Beispiel die Himmelfahrtsbotschaft: Er ist weg (statt: Seine Kraft bleibt da). Nun wartet bis zum Weltenende, dann kommt er wieder herunter; laut »Geheime Offenbarung« als Richter und Rächer (statt: als Erlöser)! Wenn doch der aufgedeckte Grabtuchskandal wenigstens einigen Theologen Mut machte zum Durchbruch in die jesuanische Redlichkeit!

Natürlich fragt man sich: Wenn er nicht senkrecht »sich entfernte«, sondern waagerecht nach Fußgängerart, wohin dann? Vorläufige Antwort: Fromme Christologen, die unseren Mitmenschen Yeshua zum »Gott« hinaufflogen, mußten seine weiteren irdischen Spuren in den schriftlichen Jesusüberlieferungen ausradieren. Denn die theologischen Sieger bestimmten in den ersten drei bis vier Jahrhunderten, was »Kanon« der christlichen Bibel und somit zu glauben heilsnotwendig ist. Den unheiligen Werdegang unserer »heiligen« Schriften historisch zu rekonstruieren, das ergäbe einen Krimi, zumindest so erregend wie der Fall Golgatha. Freilich ist es bedauerlich, daß wir über Jesu weiteren Weg bis heute fast nichts wissen. Aber viel wichtiger ist doch die Frage, ob und wie er als der Meister seinen Schülern nahe bleiben konnte; nicht nur gedanklich, sondern wirksam, kraftvoll.

Seine Zusage

Das Logion »Ich bin bei euch alle Tage bis zum Ende der Welt« kann echt sein. Aber es sagt nichts Konkretes und klingt etwas großspurig. Ein anderer Ausspruch könnte die Antwort auf die bange Sorge seiner Schüler sein: Meister, wo gehst du hin? Bleib doch bei uns! Was soll denn aus uns werden, wenn du nicht mehr da bist? Er lautet in Mt 18,20:

»Wo auch nur zwei oder drei
zueinander gekommen sind
auf meinen Namen [auf mich] hin,
dort bin ich wirksam gegenwärtig:
mitten in ihnen.«

Entfalten wir diese Zusage: Nicht die Menge macht Kirche,
sondern die wirksame Gegenwart Jesu. Es genügt nicht, als
Einzelgänger die Spur Jesu zu suchen. Man muß die eigene
Klause verlassen, Mitmenschen an der Hand fassen und mit
ihnen, quasi ringförmig, auf den Meister zugehen. (Deshalb
darf ich meine Jesusbücher nicht als Belehrung schreiben,
sondern nur als ein für Antworten offenes Gespräch mit
Lesern, die sich ebenfalls am wirklichen Jesus orientieren
wollen.) Der Mittelpunkt der so entstehenden Kreisbewe-
gung ist eindeutig: Jesus selbst; seine neue Gottesbotschaft.
Also kein Papst und kein Professor.

Wie er im Kreis der Jünger gegenwärtig ist? Als Kultbild? Als
Zauberer, der Brot in sein Fleisch oder Sünder in Heilige verwandelt? Wie ein Gespenst in der spiritistischen Sitzung? All
das widerspräche der Intention und dem Stil unseres nüchternen Bergführers. Denn er will nichts anderes, als seine
Anhänger dem guten Schöpfer näherbringen, dessen
KRAFT in ihm wirkt. Er sagt, er sei »*en méso autôn*«. Das
bedeutet beides: im Mittelpunkt der Versammlung und in den
Herzen der Versammelten. Solch ein zweifaches »drinnen
sein« ist sogar physikalisch möglich. Stellen Sie einen Magneten in eine Ansammlung von Eisenspänchen, und Sie
sehen das »Wunder«: Die Kraft des Magneten erfaßt und
bewegt die Späne und ordnet sie auf das Zentrum hin. Allerdings nur die beweglichen. So ist der abwesende (jetzt jensei-
tige) Meister in der Jüngerversammlung wirksam anwesend.
Er bewegt ihre Herzen, ohne psychische Mirakel, d. h. nur
soweit sie beweglich sind, nicht an anderen Gütern klebend
und nicht in anderen Traditionen versteinert.

Die unmittelbare Auswirkung seiner bleibenden Gegenwart in den zurückgelassenen Jüngern:»Sie kehrten nach Jerusalem zurück mit großer Freude« (Lk 24,52), obwohl große Angst zu erwarten war. Denn sie sollten in diesem Zentrum der Rechtgläubigkeit, das vor wenigen Wochen ihren Meister als Irrlehrer verurteilte und hinrichten ließ, ohne daß Jahwe durch ein Wunder ihn rettete, demnächst seine traditionswidrige Gottesbotschaft laut verkünden! Dieser Optimismus ist nur aus der KRAFT Jesu in ihren Herzen erklärbar. Den nächsten KRAFT-Erweis hatte Jesus schon vorbereitet. Statt sie zum sofortigen Beginn ihrer Missionsarbeit anzutreiben, sagt er:»Bleibt [ruhig sitzen] in der Stadt, bis ihr mit KRAFT aus der Höhe ausgerüstet werdet!« Woher diese kommt?»Ich sende [fürbittend] auf euch herab, was mein Vater verheißen hat« (Lk 24,49). Und dann packte sie (charismatisch, wie den Jesus nach seiner Taufe) ein Pfingststurm, so daß sie nicht länger schweigend sitzen konnten. Sie rissen die Türen auf, und Petrus»begann zu reden«. Was er seinen jüdisch fühlenden Hörern sagte, die unbedingt ein Rettungswunder brauchten, um den angeblichen Erzketzer Jesus als ihren Propheten annehmen zu können, war der Nachweis, daß Gott ihn doch vor dem Tode gerettet habe. Aber Petrus hat dabei noch nicht gelogen. Darum sollten Theologen, sowohl katholische, die sich noch an ein Leichenwiederbelebungs-Mirakel gebunden wissen, als auch evangelische, die sich mit einer»Auferstehung ins Kerygma« begnügen, endlich lesen und bedenken, wie Petrus, zweifellos der bestqualifizierte Zeuge, das»*egérthe*« erklärt in Apg 2:
1. Gott hat ihn wieder aufstehen lassen, indem er die Geburtswehen des Todes löste. Das heißt: Es kam nicht zum Tode, so wie es nicht zur Geburt kommt, wenn der Ausstoßvorgang der Geburtswehen gestoppt wird. 2. Er hat seine Seele nicht bis ins Totenreich hinein *(eis háden)* losgelassen, fallengelassen. Das heißt: Er wurde beim Sturz in den Hades aufgefangen. Aber schon die lateinische Übersetzung»ver-

bessert«: Er wurde nicht zurückgelassen *(derelictus in inferno!)* in der Unterwelt. Genauso informiert die Lutherbibel, die Zürcher Bibel und die evangelisch-katholische Einheitsübersetzung, auch F. Stier 1989, den arglosen Bibelleser, der meint, er fände da »Gottes Wort«.

Wenn nun ein Pfarrer nicht nur im Freundeskreis flüstert, sondern endlich von der Kanzel predigt, daß Jesus nicht als Sühneopfer am Kreuz starb, sondern durch Gottes Fügung vor dem Tod gerettet wurde, darf kein katholischer Papst und keine evangelische Obrigkeit ihn maßregeln, wenn er sich auf die maßgebende Verlautbarung von »Papst Peter I.« beruft. Statt ängstlich zu schweigen, sollte der Kleriker seine Glaubensrichter an ihre Gewissenspflicht erinnern, sich selbst an der vorpaulinischen Jesusüberlieferung zu orientieren, weil diese nicht mit der paulinischen vereinbar ist; dies in brüderlich redlichem Gespräch, wie es sich *für Schüler desselben Meisters* gehört.

Aktuell ist die Frage, ob und wie die österliche KRAFT des jetzt jenseitig lebenden Jesus hier und heute wirksam werden kann, ohne Mysterien und Illusionen. Seine diesbezügliche Anweisung fand ich, wo ich sie nie vermutet und darum oft übersehen habe: im sog. unechten Markusschluß. Eines Tages entdeckte ich in dieser kurzen Zusammenfassung von Matthäus/Lukas-Ostergeschichten eine Passage, die stilistisch nicht hineinpaßt, nämlich eine ausgeprägte direkte Rede Jesu. Kurz, ich kam zur Überzeugung, daß es sich um ein Relikt aus dem nach Mk 16,8 weggebrochenen »Vollendungsteil« des ältesten Evangeliums handelt. Ich versuche, jesusgemäß den Urtext zu übersetzen:

»Geht in den ganzen Kosmos!
Verkündet jedem Geschöpf die gute Botschaft
[daß der Schöpfer ihm gut ist]!
Wer dieser Botschaft vertraut
und doch hinabgetaucht wird [ins Leiden],[47]

der wird gerettet werden.
Wer ihr aber nicht vertraut,
der wird [korrekt] abgeurteilt werden.[48]
Denen, die [dem Schöpfer] vertrauen,
werden folgende Zeichen [als Bestätigung ihres
    Vertrauens]
von selber nebenher nachlaufen[49]:
In meinem Namen werden sie Dämonen austreiben;
sie werden in neuen Sprachen reden;[50]
Schlangen werden sie mit den Händen aufheben;[51]
wenn sie Todbringendes trinken,[52]
wird es ihnen nicht schaden;
Kranken werden sie die Hände auflegen,
und sie werden sich wohl fühlen.«

Die nüchtern-bescheidene Formulierung »sie werden sich
wohl fühlen«, wo Christusverehrer von Wunderheilung oder
gar Totenerweckung reden würden, überzeugte mich von der
Echtheit dieses Textes.

Ein Text, der zunächst sehr legendär erscheint, erweist sich,
in die »Sprache Jesu« übersetzt, als durchaus realistisch. So
dem Schöpfer vertrauend kann man leben; inmitten dieser
Welt.

Aber Vertrauen heißt: Nur wer ganz über den Graben
springt, statt nur ein bißchen, findet drüben wieder festen
Stand und *kann sich frei bewegen*. Nur wer sich dem großen
Liebhaber in die Arme wirft, den kann er festhalten und stär-
ken. Sieh da: ein alltägliches Wunder der Urkraft LIEBE!

8.
Wohin wandte er sich zunächst?

Das Grabtuch ist Zeuge dafür, daß Jesus nicht am Kreuz starb. Die historisch glaubhaften Relikte in den Ostergeschichten zeigen seinen weiteren Weg nach Galiläa und zurück vor die Mauern Jerusalems, wo er seine Jünger verabschiedete. Hier wollte ich die Spurensuche nach dem wirklichen Jesus beenden; aus zwei Gründen. Erstens: Seine Botschaft und seine Zusage, uns kraftvoll nahe zu bleiben, genügt, um ihm zu folgen. Zweitens: In den kanonischen Schriften ist kein Hinweis auf seinen weiteren Erdenweg zu erwarten, weil er nach paulinischer Christologie in den Himmel fuhr; und im Nebel der Legenden fühle ich mich unsicher. Heute möchte ich die Spurensuche doch weitertreiben; womöglich bis zum Ende. Nicht nur aus Neugierde (die ich nicht verhehle), sondern weil ich auch aus dem weiteren Verhalten des Meisters lernen möchte.
Da fand ich einen Hinweis, wo ich ihn nie suchte: beim Theologen Paulus. Dieser mußte in den Gemeinden um seine Anerkennung kämpfen, denn als Apostel galt nur, wer den Auferweckten »gesehen« hat. Also setzte Paulus sein visionäres Sehen des himmlischen Christus gleich mit Petri leibhaftem Sehen des wiedererwachten irdischen Jesus. Soviel zum Hintergrund von 1 Kor 15. Hier zitiert er zunächst den unverrückbaren Wortlaut des Glaubensbekenntnisses, das er übernahm und den Korinthern weitergibt: »... er wurde gesehen von Kephas, danach von den Zwölf.« Nur so weit reicht die verbindliche Glaubensformel. Aber Paulus fügt hinzu, logisch unpassend und theologisch überflüssig: »Danach wurde er

von mehr als 500 Brüdern zugleich gesehen. Die meisten von ihnen leben noch, einige sind entschlafen.«

Das ist für Paulus so sicher wie das zitierte Glaubensbekenntnis, denn er hat (um 54!) noch Kontakt zu dieser Gemeinde. Er weiß, wie viele es damals waren, und daß einige davon (leider schon vor der erwarteten Wiederkunft Christi!) verstarben. Also ist zu fragen: Wo konnte der Wiedererwachte sich einer solchen Menschenmenge zeigen? Palästina kommt nicht in Betracht, aus zwei Gründen: Hier wäre er verhaftet und »zu Ende« gekreuzigt worden. Und hier hatte Paulus keinen näheren Kontakt zu christlichen Gemeinden. Damaskus spielt in seinem Leben die entscheidende Rolle. Hier hat er angeblich selbst Jesus »gesehen«, allerdings den »himmlischen« als Lichterscheinung. Das darf man nicht ungeprüft mit dem »Sehen« der 500 gleichsetzen!

Eine andere historische Notiz um Damaskus bringt uns eher auf die Fußspur des irdischen Jesus. Schon etwa drei Jahre nach seinem Weggang gab es dort eine judenchristliche Gemeinde, die missionarisch derart aktiv war, daß sie dem Hohenpriester ebenso gefährlich erschien wie die Urgemeinde zu Jerusalem. Darum schickte er nach der Steinigung des Stephanus den jungen Eiferer Saulus als kleinen Großinquisitor dorthin, um die Rädelsführer dieser Abtrünnigen gewaltsam vor das höchste Glaubensgericht in Jerusalem zu bringen. Wer konnte in dem ca. 300 Kilometer fernen Damaskus eine solche Gemeinde gründen? Nachdem Jesus vom Hohen Rat als Irrlehrer und Gotteslästerer zum Tod verurteilt und danach gekreuzigt wurde, ohne daß Jahwe durch ein Rettungswunder dieses Urteil annullierte, war es nicht mehr möglich, fromme Juden für ihn und seine Botschaft zu gewinnen. Da mußte schon jemand kommen, der glaubhaft bezeugt: Ich habe ihn gesehen! Er lebt. Gott hat ihn aus dem Grab gerettet und somit als echten Propheten bestätigt. Doch das konnten nur die Apostel, und die blieben bis nach der Stephanussteinigung im Umfeld von Jerusalem.

Also bleibt nur noch einer, der die Juden in Damaskus überzeugen und gewinnen konnte: Jesus selbst. Was liegt näher als dieses: Nachdem er seine Apostel (= Botschafter) soweit als möglich für ihre Mission in Israel und unter allen Völkern zugerüstet und gestärkt hat, sucht er ein neues Missionsfeld. Er kann doch sein Glück, seine Gottesfreude, nicht als Eremit »für sich behalten«. Weil die Kreuzigungsnarben ihn verraten als einen der Hinrichtung entgangenen Staatsverbrecher, kann er im Machtbereich der römischen Justiz nicht bleiben. Also muß er gen Osten ausweichen. Der Zugang zur sog. Seidenstraße, eine uralte Handelsverbindung vom Mittelmeer zum fernen Indien und China, ist von Jerusalem aus Damaskus, eine reiche Handelsmetropole und ein Verkehrsknotenpunkt. Hier gab es ohnehin eine große jüdische Gemeinde mit mehreren Synagogen. Also begibt er sich mit einem Begleiter (die Legende nennt ihn Judas und Thoma = Zwillingsbruder) dorthin und sucht Unterschlupf bei einem vertrauenswürdigen Juden. Bis er sich einer Handelskarawane anschließen kann, ist er natürlich missionarisch tätig; nicht als Synagogenprediger, nicht in der Stadt, sondern draußen wie schon in Galiläa, wo er wegen seiner Irrlehren nicht mehr in Synagogen predigen durfte. Zu seinem Abschied von Damaskus versammeln sich alle Anhänger und Interessenten, so daß »mehr als 500 Brüder zugleich ihn sehen«, was in einer kleinen Stadtviertel-Synagoge ohnehin nicht möglich gewesen wäre.

Diese Rekonstruktion halte ich so lange für »sehr wahrscheinlich«, bis mir jemand beide unleugbaren Daten plausibler erklärt: Erstens, daß irgendwo 500 Menschen zugleich den wiedererweckten Jesus sahen, von denen Paulus weiß, daß die meisten noch leben. Zweitens, daß schon ca. drei Jahre nach Jesu Weggang in Damaskus eine für das Synhedrium gefährliche Jesusgruppe bestand.

Was bedeutet »Weg«?

Die Anhänger Jesu in Damaskus nannte man »Seiende des Weges« (Apg 9,2). Die Gewohnheit, diesen Namen als »Anhänger einer bestimmten Lebensweise« zu deuten, darf uns nicht die Einsicht in das Ungewöhnliche dieser Formulierung versperren. 1 Kor 1,12: »Ich bin des Paulus, ich aber des Apollo, ich aber des Kephas [Petrus], ich aber des Christus. Ist denn der Christus zerteilt?« meint ganz offenkundig zunächst Anhänger einer bestimmten Person, um nicht zu sagen: ihr Anhängsel oder ihr Eigentum. Daß die Jünger in Damaskus Jesus »Weg« nannten (statt Christos oder Kyrios) und sich selbst als »dem Weg Gehörende« bezeichneten, geht aus Apg 22,4 und 9,4 f. hervor: »Ich habe den Weg [womit hier zweifellos Jesus selbst gemeint ist] bis aufs Blut verfolgt ... [Denn:] Schaul, Schaul, warum verfolgst du *mich?* Wer bist du, Herr? Ich bin Jesus, den du [in den mir Gehörenden] verfolgst.«

Daß Jesus manchen Menschen und auch sich selbst neue, charakterisierende Namen gab, ist bei diesem genialen Gleichnisdichter nicht ungewöhnlich. So nannte er den Herodes einen »Fuchs«, die vom Beifall abhängigen Frommen »Schauspieler«, das krachmachende Brüderpaar Jakobus und Johannes »Söhne des Donners«, den unsicher schwankenden Simon in Hinblick auf seine Aufgabe »Fels« (Kephas, Petrus). Und als er merkte, daß Begeisterte ihn zu einem von oben kommenden Übermenschen (zum wiedererscheinenden Elia, zum Messias etc.) emporheben wollten, enttäuschte er sie und nannte sich einen von unten kommenden, einfachen »Menschen«. Von daher wird verständlich, daß er gerade in Damaskus sich »der auf dem Weg« oder abgekürzt »Weg« nennen konnte.

Dort hat man ihn bedrängt: Bleib doch bei uns! So wie die Leute in Kapernaum; so wie die Emmausjünger. Aber er mußte bei aller Zuneigung sich von ihnen losreißen, so wie am

Ostertag von Maria Magdalena: »Halte(t) mich nicht fest!«
Er wird auch den »mehr als 500 Brüdern« zu Damaskus in seiner liebenswürdig-humorigen Art gesagt haben: Laßt mich weiterziehn! Macht mich nicht zu eurem Vor-Sitzenden (Prä-Sidenten). Denn mein Name, mein Gottesauftrag, lautet nicht »Sitz«, sondern »Weg«. Das trifft genau seine nach-österliche Situation und kann beides zugleich bedeuten: Weg in die Welt und Weg zu weiterer Gotteserkenntnis, jedenfalls »Bewegung« im Gegensatz zu sitzen, besitzen, erstarren. (Schade, daß »christliche« Theologie Jesus als einen hoch oben Thronenden denkt und seine Selbstbezeichnungen als »Mensch« und als »Weg/Bewegung« vergessen hat.)
Ob in der vom Wiedererwachten selbst gegründeten Gemeinde auch seine spezifische KRAFT zur Auswirkung kam? Zwar berichtet Lukas in seiner Apostelgeschichte dreimal von der Begegnung Pauli mit ihm bei Damaskus, aber widersprüchlich und mirakulös.[53] Der Anstoß zur plötzlichen Wende dieses fanatischen Kirchenhassers ging m. E. wunderlos von der genuinen KRAFT Jesu aus, die in der Damaskusgemeinde noch so wirkte wie in Stephanus.[54] Ihr untrügliches Kennzeichen ist die echte Feindesliebe. Der Geist Jesu drängte den Jünger Ananias, als Bruder auf den gefürchteten Glaubensrichter zuzugehen, um ihn von seiner Verblendung zu heilen, so wie der Meister den verirrten Judas noch als Freund anredete. »Da ging Ananias hin . . . und sagte [zu dem Erzfeind]: Bruder Schaul!«[55]
In der apokryphen Epistola Apostolorum findet sich unter Nr. 33 folgende Darstellung der Bekehrung Pauli: »Jesus sprach zu uns: Jener Mann [Paulus] wird aus dem Lande Cilicien ausziehen nach Damaskus in Syrien, um die Kirche, die euch zu schaffen obliegt, zu zerreißen. *Ich bin es, der durch euch* zu ihm reden wird . . .« In dieser Schrift aus der ersten Hälfte des zweiten Jahrhunderts lebt, noch unbekümmert um den neutestamentlichen Kanon, die Erinnerung weiter, daß Jesus selbst die Gemeinde zu Damaskus stärkte, den

Gegner aus Jerusalem, der sie zerreißen will, zu überwinden durch die KRAFT der Feindesliebe.

Mir scheint, es lohnt sich doch, die Wegspur des Weiterwandernden zu verfolgen; nicht nur mit der dem Historiker erlaubten Wißbegierde, sondern mit der Absicht, von ihm zu lernen. Ich wüßte gerne, wie er sich verhielt bei der Begegnung mit fremden Kulturen und Religionen oder als Familienvater oder, wie er als Greis auf seinen Tod zuging, wenn es erlaubt ist, über ihn, der sich »Mensch« nannte, menschlich nachzudenken. Was ich über seinen weiteren Erdenweg sicher weiß (ohne Indien-Legenden!), reicht noch nicht zur Veröffentlichung. Aber ich würde gerne darüber reden mit einem interessierten Archäologen und einem engagierten Millionär.

9.
Religiöse Rückgratverkrümmung
ist heilbar

Beim ersten Entwurf zu diesem Kapitel ging ich davon aus, daß die fromme Lüge die schlimmste Verkrümmung des Menschen bewirkt. Aber das liegt wohl daran, daß diese Art von Lüge mich am stärksten erregt und ihre Auswirkung mich im Blick auf unsere Religionsgeschichte am tiefsten schmerzt. Heute (ein wenig reifer geworden) sehe ich klarer, daß Irren und Lügen, d. h. Verkrümmung des Geistes, keine Berufskrankheit der mit Religion Beschäftigten ist, sondern eine normale Gefährdung des mündig gewordenen Menschen, der Wirklichkeiten wahr-nehmen, ihm passende heller darstellen, als Poet sogar erfinden darf.
Aber der Mündige kann auch zum Eigennutz Nichtwirkliches erfinden (= lügen), unpassende Realitäten in Zweifel ziehen, verdunkeln, halbieren oder sie ganz mundtot machen (wie es in Turin geschah). Solche Krümmung unseres auf Geradheit angelegten Wahrnehmungsvermögens wird durch fortschreitende Wiederholung zur geistigen Rückgratverkrümmung des Menschen. Und diese ist, so wie der Schnupfen, keine spezifisch religiöse, sondern eine allmenschliche Krankheitserscheinung. Seit ich das nüchtern erkenne, tu ich mich leichter, das Phänomen der religiösen Verkrümmung mit den Lesern und besonders mit den Klerikern sachlich zu bedenken, ohne den genug geprügelten Klerus weiter zu prügeln. Laßt uns miteinander suchen: nach den spezifischen Wurzeln der religiösen Verkrümmung; nach der spezifischen Therapie, die der Seelenheiler Jesus anbietet.

Das Wurzelgeflecht religiöser Verkrümmungen

In der Physik ist Irrtum möglich, aber Lüge hat hier keine Chance. Weil jeder Belogene die Objekte der Physik sehen und darum zählen, messen, nachprüfen kann. Aber Gott als Objekt der Theologie ist nicht sichtbar, auch nicht wie unsichtbare physikalische Kräfte wenigstens meßbar. Was wir wirklich »wissen« können, ist nur: Unsere vorhandene Welt ist ohne hinreichende Erstursache für uns nicht denkbar. Das ist wenig. Davon kann niemand leben. Denn Nichtcharismatiker können nicht wissen, ob die Erstursache eine unpersönliche Urkraft ist oder ein personähnliches Wesen, empfindend und ansprechbar. Erst recht nicht können wir wissen, ob er uns gut ist, denn aus seinem Werkstil als Schöpfer ist das ganze Spektrum ethischen Verhaltens ableitbar: von sich verschenkender Mütterlichkeit bis zur teuflischen Freude am Quälen, so daß Gottes Unfähigkeit, überhaupt etwas zu empfinden, noch seine beste Entschuldigung wäre für alles Böse und Sinnwidrige in der Welt.

Erstes Faktum, Ausgangspunkt menschlichen Redens über Gott und bleibende Basis einer bescheidenen Theologie: Mathematisch sicher wissen wir nichts. Zweites Faktum: Wir können Gott ahnen. Wie den Tieren ein Instinktgefüge zum Überleben, so ist uns ein doppeltes Wahrnehmungsorgan zur Grundorientierung zusätzlich gegeben: Herz und Hirn (Gewissen und Vernunft), um zu erkennen, was moralisch gut oder böse, schöpfungsgemäß oder schöpfungswidrig, somit gottgemäß oder gottwidrig ist. Diese Grundausrüstung genügt zur *theologia naturalis* eines jeden Menschen. Die beiden Wahrnehmungsorgane Herz und Hirn gesund und funktionsfähig zu halten, ist nötig. Theologische Konstruktionen darüber hinaus sind unnötig; sind notfalls mit unverschultem Gespür auf ihre Richtigkeit hin zu prüfen.

Aber hier ist gleich das dritte Faktum anzufügen: Unser Organpaar Herz und Hirn ist nicht wie das Instinktgefüge des Tieres abgesichert. Der Schöpfer hat ein für allemal die Wahlfreiheit des Menschen riskiert. Er kann egoistisch sein Herz verhärten, daß es seinen irrtumsfähigen Verstand bedrängt, Böses für richtig, sogar für gottgewollt zu halten! Also bleibt dem Menschen trotz seiner von Natur aus unverdorbenen Grundausrüstung eine gefährliche Unsicherheit bei der naturnotwendigen Orientierung an der Intention seines Schöpfers.[56] Nun brauchen wir uns nicht mehr zu wundern über all die Widersprüche und Irrtümer in der Religionsgeschichte der Menschheit; doch beschränken wir uns hier konkret auf die Bibel, weil sie unsere abendländische Kultur mitprägte, somit unsere Gottesvorstellungen, auch die irrigen. Um letztere zu erkennen, sollten wir einige »Selbstverständlichkeiten« aus dem Dunkelraum heraufholen und bei Licht prüfen.

Selbstverständlich meinen alle Bücher des Alten und Neuen Testaments trotz der Unterschiede *denselben Gott*.

Warten wir's ab!

Selbstverständlich beschreibt die Bibel von der Welterschaffung bis zur Apokalypse eine *voranschreitende Offenbarung*.

Warten wir's ab!

Daß der Gott der Bibel *über* den Götzen der Heiden und Primitiven steht, das ist zumindest keine Frage mehr.

Fragen wir dennoch!

Vater Abraham (egal, ob historische oder mythische Gestalt) erlebte einen menschenfreundlichen Gott, der ihn zum »Segen für alle Völker«, sogar für das sündige Sodoma, machen wollte. Mose wollte sein Volk befreien. Gut so. Dazu brauchte und suchte er einen Helfergott. Gut so. Also dachte er sich einen Kriegsgott, der nur sein Volk Israel liebt und seine Feinde ringsum haßt. *Irrtum.* Damit die Israeliten ihm folgen, sagt er, der Gott Abrahams sei ihm erschienen. – *Erste »Theo-Lüge«!*

Der Mutterboden aller Theo-Lügen ist das egozentrisch verkrampfte Menschenherz. Der gütige Mensch ahnt einen guten Gott. Das heißt natürlich: der nicht nur mir gut ist, sondern allen, sogar meinen Feinden. Gott für alle oder nur für uns? Das ist die ureinfache und durch nichts zu verkleisternde Trennung zwischen Gott und Götzen. Freilich ist das noch tierhafte Ethos des Säuglings »Die ganze Mama ist für mich. Weg mit Rivalen!« schöpfungsgemäß. Aber schöpfungsgemäß ist auch, daß unter allen Säugetierarten der Mensch durch seine Herz-und-Hirn-Begabung befähigt und somit berufen ist, ethisch weiterzureifen, vom Saugverhalten des Säuglings zum Schenkverhalten der Mutter; er soll nicht nur per Sexualtrieb, sondern ganzheitlich mit Herz und Hirn mütterlich werden. Diese Reifung zu verweigern, ist nicht Schicksal, sondern Schuld! Weil aber der Auserwählungswahn (Gott nur für uns) aus dem *festgehaltenen* Naturegoismus des Säuglings erwächst, ist er nicht nur Irrtum, sondern Lüge, ist die kaum bewußte Wurzel aller Theo-Lügen. Denn schon jeder 12jährige kann mit dem Herzen fühlen und mit dem Verstand erkennen: Der oberste Gott ist natürlich allen gut, so wie die Sonne allen scheint. Also stimmt nicht, was mir die Alten erzählen, daß er nur »uns« zum Heil auserwählt hat.[57]

Israels Auserwählungsidee wucherte historisch weiter und schlug zurück. Der Jude Paulus lehrte: Nicht die bösen Juden sind das auserwählte Volk, sondern wir Christen; aber nicht alle, sondern nur jene, die »mein Evangelium«, wie er es nennt, akzeptieren. Und später heißt es: Nicht alle paulinisch orientierten Christen, nicht die bösen Protestanten, sondern wir Katholiken sind in der alleinseligmachenden Kirche. Eine alleinseligmachende besitzt natürlich auch die einzig wahre Wahrheit in ihren Dogmen und braucht sie nicht erst zu suchen. (Als Theologiestudent konnte ich in Bartmanns Dogmatik von 1932 153 De-fide-Sätze finden, die ich für wahr halten mußte.)

Um aber alle Wahrheiten, auch die erst 1950 dogmatisierte Himmelfahrt Mariens, absolut gesichert zu verwalten, ist ein unfehlbares Lehramt erforderlich, verkörpert in der Person des Papstes. Mir scheint, am 18. Juli 1870 hat die jüdisch-christliche Auserwählungsideologie ihre Spitze erreicht und die katholische Theologiegeschichte im Sinn von Wahrheitssuche ihr Ende (= Stillstand). Der hohe Kirchturm hat den Wolkenhimmel »Auserwählung zur Unfehlbarkeit« erreicht. Aber kein Gott steigt wie damals in Babel herunter, um die wirren Worte der Turmbauer noch mehr zu verwirren oder ihre aufragende Gedankenkonstruktion mit seinem kleinen Finger anzutippen. Erwarten wir keine Wunder! Was Menschen verrückten, können und müssen Menschen zurechtrücken.

Darum möchte ich den jüdischen, christlichen und moslemischen Theologiestudenten empfehlen, bevor sie anfangen, ihren gläubigen Hörern ihr jeweils einzig wahres Gottesbild zu predigen, in den erreichbaren archäologischen Museen Götzenbilder, besonders vormosaische, zu studieren und zu vergleichen. Hier verweise ich nur auf zwei:

Pharao Echnaton, 1377 bis 1358 v. Chr., unter dem Gott Aton, den er im Bild der Sonne als nur einen Lebensspender für alle verehrte; 100 Jahre vor Mose. Atons Strahlen berühren als Hände die Erde. Aus Echnatons »Sonnengesang«: Deine Strahlen umarmen alles, was du gemacht hast. Du hast alle Geschöpfe gefangengenommen, du fesselst sie durch deine Liebe ... Du bist in meinem Herzen, denn wir leben durch dich.

Vom Gott des Mose gibt es bekanntlich keine bildhaften Darstellungen, sondern nur worthafte. Also müssen wir in den mosaisch geprägten Texten nach der Entsprechung zu Atons Strahlenarmen suchen, die alle Menschen liebend umfassen. Doch Jahwe spricht (angeblich!) zu Mose: »Ich will der Feind deiner Feinde sein. Mein Engel wird vor dir hergehen und dich zu den Amoritern, Hethitern, Perisitern, Kanaanitern,

Hiwitern und Jebusitern führen, und *ich* werde sie ausrotten... Zerstöre ihre Götter und zertrümmere ihre Malsteine!« (Exodus 23,22–24)

Die nebenstehende Abbildung zeigt eine Muttergottheit der Sikuler auf Sizilien (nach Mose).

Dieses Götzenbild, das wohl christliche oder moslemische Eiferer zerstören mußten, zeigt eine Mutter mit *zwei* vollen Brüsten und *zwei* Säuglingen, denn sie hat Milch genug für beide!

Auch Jahwe hatte es mit Zwillingen zu tun. Isaaks Frau Rebekka trug Zwillinge, die schon in ihrem Leib einander stießen, Jakob, den Stammvater Israels, und Esau, von dem das Brudervolk Edom abstammt. Sie befragt Jahwe. Er antwortet: Zwei Völker in deinem Schoß, die einander bekriegen werden. Der Ältere muß dem Jüngeren dienen.

Später interpretiert der Prophet Maleachi den Spruch Jahwes so: »Jakob [Israel] habe ich geliebt; Esau [Edom] aber gehaßt. *Ich* machte seine Städte zu Ödland und sein Erbteil zur Wüstenei... Man wird die Edomiter nennen: *Volk, dem Jahwe ewig zürnt*« (Mal 1,2–4). Und Paulus fügt im Römerbrief, den er »mein Evangelium« nennt, hinzu: »... noch bevor sie geboren wurden und irgend etwas Gutes oder Böses getan hatten, damit Gottes freier [= völlig willkürlicher] Ratschluß in Kraft bleibe« (Röm 9,11). – Wo steht nun Gott, wo der Götze?

Wenn nun beamtete Theologen nicht darauf antworten können oder nicht frei antworten dürfen, muß man Kleinkinder fragen, die noch nie etwas hörten von allein wahrer und allein richtig verwalteter Religion.

Wer bedenkt, daß Echnatons Durchbruch zum einen, alle liebenden Schöpfergott wirkungslos blieb, weil die ägyptische Priesterkaste ihn als Ketzer entmachtete; wer sieht, wie das Bild der stillenden Mutter als Götzenbild enthauptet wurde; wer bemerkt, daß der menschenfreundliche Gott Abrahams weithin vom Kriegsgott des Mose verdrängt wurde und daß

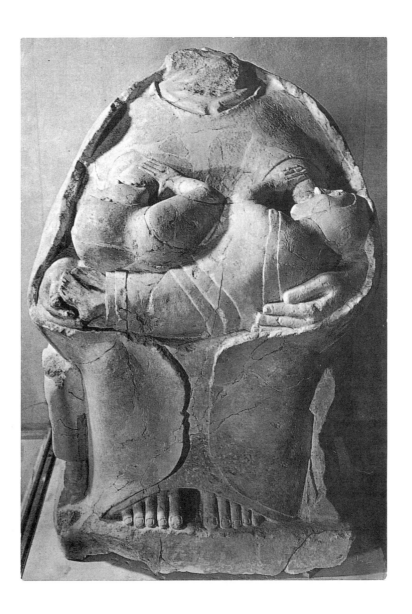

schon wenige Jahre nach dem Weggang Jesu der Eiferer Paulus zum maßgebenden Theologen der Kirche wurde, der löst sich auch von der »frommen Meinung«, Religionsgeschichte, zumindest die jüdisch-christliche, sei eine durchgehende, von Gott gesteuerte Aufwärtsbewegung. Sie ist wie die Menschheitsgeschichte ein buntes Auf und Ab, spannend, weil ungesichert wie das Kampfspiel zwischen freien Partnern. Gott könnte gar nicht steuernd eingreifen, ohne sein Grundgesetz, die Entscheidungsfreiheit des Partners, zu verletzen. Sein Anteil an unserer Geschichte ist »nur« sein ewig gleiches Sonnenwort »Ich bin dir gut wie allen«. Bunt und spannend wird das Geschehen unserer »re-ligio« durch unsere freie Reaktion. Man kann sein Angebot überhören, bezweifeln, vertrauend annehmen oder auch im Auserwählungswahn total verfälschen (Wer uns liebt, haßt die anderen).

Aber wir müssen uns vor jedem Pauschalurteil über »die Bibel« hüten. Oft finden wir beim selben Autor, ja im selben Kapitel »gute« und »böse« Aussagen über Jahwe vermischt. Beispiele: Jahwe bückt sich tief zu seinem Erdgebilde Adam und haucht ihm seinen eigenen Atem ein, damit es lebe. Wunderbar, wie da ein mütterlicher Schöpfer seinem Geschöpf dient durch Hingabe seiner Lebenskraft! Aber gleich daneben soll derselbe Gott den Menschen ermächtigt haben, seine Mitgeschöpfe zu beherrschen, um damit gottähnlich zu werden. Das herrscherliche Gottesbild des Autors P (Priesterschrift) steht gegen das mütterliche des Autors J (Jahwist). Daß P irrte, zeigt die Auswirkung des angeblichen Gottesauftrags, die Schöpfung zu beherrschen: unsere ökologische Misere. Auch die Wurzel des Irrtums, der Auserwählungswahn, wird erkennbar: Nur wir als höhere Wesen werden vom Schöpfer geliebt und umsorgt; Tiere existieren nicht, um selber glücklich zu leben, sondern nur, um uns zu dienen.

Daß ein Gott die Schreie der Unterdrückten hört und herabsteigt, um Sklaven zu befreien: wunderbar! Denn die Götter

Ägyptens sorgten nur dafür, daß in Natur und Gesellschaft alles »in Ordnung« blieb, die Herren oben und die Sklaven unten. Daß der Rettergott die Unterdrücker mit Strafwundern verprügelt, kann man dem Krieger, der dieses Gottesbild ausmalte, noch verzeihen. Aber: Jahwe mißbraucht seine Macht als Schöpfer, greift in die schöpfungsgemäße Entscheidungsfreiheit des Pharao ein, zwingt ihn, weiter gegen Israel Böses zu tun, nur um dann mit Recht den Bösewicht bestrafen und so seine Übermacht als der Gott Israels vor allen Völkern demonstrieren zu können. Unglaublich? Bitte lesen Sie nach im Buch Exodus 4,21; 7,3 f.; 9,12; 10,1 f.; 10,20; 10,29; 11,9 f.; 14,4; 14,8; 14,17 f. und nehmen Sie hinzu, wie in Röm 9,17–22 Paulus als der maßgebende Theologe der Kirche diese Idee in das Christentum einbrachte!

Bruder Mose und Bruder Paulus, was ihr euch da über Gott zurechtgedacht und euren Schülern als »Wort Gottes« aufgebürdet habt, das ist kein menschlicher Irrtum mehr, kein spontaner und insofern verzeihlicher Zornausbruch, sondern teuflische List. Den Gegner umgehen, ihn erst zum wirklichen Sünder machen wollen, um ihn dann reinen Gewissens strafen zu können, diese typisch religiöse »Krümmung« schafft nur ein ausgereiftes Hirn, bewegt von einem böswilligen Herzen. Und wie hast du, angeblich vom himmlischen Christus selbst berufener und erleuchteter Apostel, die Feindesliebe Jesu, sein Echtheitssiegel, heimtückisch ins Gegenteil verkrümmt! »Wenn dein Feind hungert, gib ihm zu essen!« klingt es in Röm 12 echt jesuanisch, bevor du den teuflischen Zweck deiner Feindesliebe nennst: »Wenn du das tust, sammelst du glühende Kohlen auf sein Haupt ... Rächt euch nicht selber, sondern laßt Raum für das Zorngericht Gottes! Denn der Herr spricht: Das Rächen ist mein Vorrecht.« Das heißt doch: Schone deinen Feind vorerst, damit er mit ungesühnter Schuld dem Rächergott in die Hände fällt, der ihn (mit ewiger Feuerqual) kräftiger straft, als du es je könntest.

Ich mußte auch das Neue Testament nach Theo-Lügen durchkämmen und fand dabei viel Kurioses, z. B. daß der gerechte Richtergott seinen unschuldigen Sohn Jesus erst als Sünder deklarieren bzw. »zur Sünde machen« mußte, damit er ihn auch juridisch korrekt als Sühneopfer schlachten lassen konnte usw. Aber am tiefsten schmerzt diese hinterhältige Wendung der Feindesliebe, die in der Tat Menschen entkrampfen und somit erlösen könnte, in listigen Feindeshaß.

Zorn packt mich, weil so viele Theologen erkennbare Theo-Lügen bis heute ungeprüft nachbeten; aber zugleich die Scham, weil ich selbst zu lange geschwiegen habe, wohl auch aus Angst vor den Folgen, wie meine Kollegen. (Daraus folgt noch nicht, daß ich inzwischen ein Held wurde. Ich wurde, dank der Fairneß meiner fränkischen Diözese, nur ein abgesicherter Rentner. Wenn auch ich weiter schweigen wollte, würde ich krank. Also entlaste ich meine Krankenkasse.)

Noch ein Beispiel aus dem Alten Testament: Gut, daß Gott im Himmel sich auch um die Landverteilung auf Erden kümmert. Mit Recht, mit ruhigem Gewissen konnte Mose sich sagen: Unser Schutzgott wird uns doch helfen, daß auch wir armen Nomaden in diesem reichen, fruchtbaren Kanaan einen Wohnsitz finden. Hat doch schon Vater Abraham vor langer Zeit hier gewohnt, freilich nur als Beisasse, d. h. auf vertraglicher Grundlage und friedlich als geduldeter Fremdling. Jetzt wird die Landnahme nicht ohne Krieg verlaufen. Da ersann der überaus fromme Mose eine Kriegslist in Form einer geradezu genialen »religiösen Krümmung«. Um durch Blutvergießen nur ja keine Sünde zu begehen, schlug er seinem Gott diesen Handel vor: »Gibst du mir den Kanaaniter in die Hand, so gebe ich ihn dir zurück – als Schlachtopfer« (Numeri 21,1–3). Danach ist die Landnahme durch Moses Nachfolger Josua kein sündhafter Eroberungskrieg mehr, sondern ein fortwährend rauchendes Gottesfest. Lesen Sie, wenn Sie gute Nerven haben, Josua Kap. 6–12! Die Städte Jericho, Ai, Makkeda, Libna, Lachisch, Geser, Eglon, Hebron, Debir, Hazor mit allen Vasallenstädten, die Völker von Kadesch bis Gaza, von Goschen bis Gideon gab Jahwe Israel in die Hand, und Israel vollzog an ihnen den »Bann ohne Gnade«, d. h. schlachtete alles Lebende vom Säugling bis zum Greis; aber nicht aus Notwendigkeit oder Mordlust, sondern als Dankopfer für Jahwe, *wie er es befahl.* Unwichtig, was wirklich geschah; entscheidend ist, was die Autoren dieser Gruselgeschichten sich über Gott dachten und niederschrieben, so daß es als »Wort Gottes« durch Jahrtausende hin auf schlichte, gutwillige Gottsucher seine verheerende Wirkung ausüben konnte.[58]

Vom Geist des Mose beseelt, hat der Prophet Elija im 9. Jahrhundert 450 Baalspriester für Jahwe geschlachtet; haben fromme Spanier zur Zeit der Inquisition beim Autodafé (öffentliche Ketzerhinrichtung) ihre Reisigbündel zum Scheiterhaufen gebracht, um für sich einen Ablaß zu gewinnen und um ihren »Gott« zu verehren, den rechtgläubige Theologen ihnen predigten; aus demselben Geist hat Paulus mit dem Bild vom tellerschmeißenden Töpfer in Röm 9,21 f. verdeutlicht, daß »Gott« für seine Taten und Untaten keinem Menschen Rechenschaft schuldet.

Fazit: Der Gott des Mose und des Paulus ist *ein Götze zum Erbrechen.* Das meine ich nüchtern-medizinisch: Wenn Sie sich vergiftet haben, etwa durch Einnahme einer Überdosis von Psychopharmaka, müssen Sie versuchen, Ihren Mageninhalt auszuspeien; natürlich! Genauso sollte, wer mit Unbehagen noch das mosaisch-paulinische Gottesbild, das ihm als Kind schon eingeimpft wurde, in sich herumträgt, es endlich erbrechen, das Erbrochene tapfer anschauen, um sich mit Ekel endgültig davon zu lösen. Nur so wird man frei von der schleichenden Krankheit der religiösen Verkrümmung.

Von Paulus, unserem armen, weil ständig von seinem »Gott« gejagten Oberlehrer, der allein im 2. Korintherbrief zwanzigmal seine Wahrhaftigkeit beteuern muß, könnte ich genug Theo-Lügen aufzählen. Aber hier möchte ich an seinem Fallbeispiel nur noch mal auf den Wurzelboden aller religiösen Verkrümmung hinweisen, das egozentrisch verkrampfte Menschenherz. Sie können sich selbst hinreichend informieren, wenn Sie sich die Zeit nehmen, nur das erste Kapitel seines Galaterbriefes durchzulesen, aufmerksam, einfühlsam und immer wieder ihn fragend: Warum? Er hatte zwar ein charismatisches, visionäres Jesuserlebnis, aber den wirklichen Jesus kannte er nicht. Warum ging er nicht zu den Aposteln und ließ sich von ihnen über das Verhalten und über die Gottesbotschaft Jesu informieren? Das ist noch heute unsere entscheidende Frage an ihn. Er wähnte sich auserwählt, von Gott bzw. dem himmlischen Christus direkt belehrt und darum unfehlbar. So erkennt nur er mit absoluter Sicherheit, daß »verborgene Wahrheit« ist, was dem Normalverstand als gespenstischer Wirrwarr erscheint, z. B. a) daß Gottes »im voraus Auswählen oder Verwerfen« reine Gerechtigkeit ist, weil Gott die Macht hat, Recht zu setzen; b) daß der Gekreuzigte und Auferstandene in Wirklichkeit ein Gott ist, der nur vorübergehend die Maske *(morphè)* eines Menschen anlegte; c) daß Christen, die dem Paulus gewährte Offenbarungen ablehnen, Nichtauserwählte sind, ja verkappte Teufel, die in die Hölle gehören.[59]

Aber das »Kind im Menschen«, der noch nicht oder nicht mehr religiös verkrümmte »Fußgänger«, guckt hin, wundert sich – und lacht über Maskeraden und Gespenstergeschichten.

Die Heilung religiöser Verkrümmungen

Ganz ohne Lüge leben: herrliche Freiheit! Wobei menschliches Irren weiter erlaubt ist, nur kein Krümmen und Verstecken erkannter Wahrheiten. Ich glaube, bei dem Bergführer Yeshua, der nach seiner Taufe wieder »Kind« wurde, kann man das freie Atmen und gerade Denken lernen.

Er schwebte nicht im Vollbesitz der Wahrheit vom Himmel herab, wie Paulus und andere Christologen behaupteten, sondern mußte zu Fuß von unten her Gott suchen wie unsereiner. Er begann seine Gottsuche sogar mit einem massiven Irrtum, wie so viele von uns. Denn er hörte die apokalyptische Drohbotschaft des Propheten Johannes, Gott komme demnächst als rächender Richter herunter, um die Spreu vom Weizen zu trennen und im ewigen Feuer zu verbrennen, und er glaubte, traditionsgebunden, diese alte Unwahrheit; sonst hätte er nicht die Wassertaufe des Johannes zur Rettung vor dem Gerichtsfeuer begehrt. Diesen anfänglichen Irrtum Jesu zu erkennen, war für meinen Weg entscheidend. Von da an habe ich keine Angst, mal zu irren, solange ich nur redlich weitersuche, hüte mich aber möglichst vor dem allgegenwärtigen Virus der »Unfehlbarkeit«. Von da an kann ich auch jedem Menschen, mag er in seinen Vorstellungen über Gott und die Welt noch so offenkundig irren, unbefangen Freund sein, solange er nicht lügt (sich krümmt) oder jedes Weitersuchen ablehnt (in Unfehlbarkeit erstarrt).

Die entscheidende Richtungswende Jesu vom mosaischen Gottes-(oder Götzen-)Bild zum wirklichen Gott geschah nach dem glaubwürdigen Markusbericht charismatisch und doch, genau besehen, ganz natürlich, schöpfungsgemäß. Der als Sündopfer ins Wasser Getauchte kam hoch, konnte wieder atmen und »wußte plötzlich«: Gott ist anders. Er will, daß ich lebe. Denn er gibt mir Atem. SEINEN ATEM, wie schon zu Anfang dem Erdgebilde Adam. Er liebt mich. Wie eine Mutter ihren Säugling. Ja, er versichert mir: Du bist mein Sohn, mein geliebter.

Ist das etwas Außerordentliches, Übernatürliches? Nein; nur vor dem Hintergrund des zum zornigen Rächer verkrümmten Gottesbildes der Alten erscheint Jesu Gotteserlebnis neu und revolutionär. In sich ist es so natürlich und geradlinig wie der Fallweg eines Steins in Richtung Erde. Aber dann müßte ja die charismatische Gotteserfahrung Jesu von jedem Menschen nachzuprüfen sein. Sie ist es auch, ansatzweise: Geh ins Freie! Tu nichts, erdenke nichts! Beobachte nur, was mit dir geschieht! Nichts Besonderes? Du atmest; ein und aus und ein und aus.

Selbstverständlich? Bedenke, wie Asthmakranke, Verschüttete, Ertrinkende um Atem ringen! Woher nimmst du die Luft für deinen nächsten, diesmal bewußten Atemzug? Ein Lehrbuch über Kosmogonie (Weltentstehung) kann dir sagen, vor wieviel Jahrmilliarden durch welches ausgeklügelte Muster von »Zufällen« dieses zum Atmen geeignete Gasgemisch entstand, und ein biologischer Erdkalender, wann deine dazu passende Lunge entwickelt wurde. Aber erst, wenn du diese in sich richtigen Einzelwahrheiten mit deinem Herz wahrnimmst, kannst du allmählich erahnen, was Jesus beim Heraufsteigen aus dem Jordan charismatisch plötzlich wußte: Dieser Atemzug, und der nächste, und mein ganzes Leben / ist mir geschenkt / von einem Schöpfergott / der mich liebt wie ein Mutter-Vater-Wesen.

Natürlich darfst du sagen: Auch ich bin ein Sohn Gottes, eine Tochter Gottes, im Prinzip genauso wie Jesus, nur *in concreto* viel unreifer. Aber nach diesem Anstoß in die rechte Richtung steht dir der Durchbruch zur ganzen Wahrheit noch bevor. Daß Jesus erkannte und mutig verkündete, der wirkliche Gott ist (im Gegensatz zu Mose!) allen Menschen ganz gut, wurde ihm nicht charismatisch mitgeteilt; das folgerte er richtig mit einem richtigen Fühlorgan, einem »reinen Herzen«, das zur Güte gegen alle neigt. Ein egozentrisch verhärtetes Herz hätte auch folgern können: Nur ich (mit meinem Gefolge) bin der geliebte Sohn Gottes; und konnte somit aus dem wirklichen Gott noch ein Gottesgespenst machen, das den »Auserwählten« und den »Nichterwählten« mit Höllenangst die Lebensfreude vergällt.

Wir haben nach der Heilung religiöser Verkrümmungen gefragt. Hier erscheint sie bereits; im Verhalten Jesu:

Mit gütigem Herzen erkennt er im Gottesbild der Alten diese Krümmungen:	*Mit mutigem Herzen rückt er sie wieder zurecht:*
Gott: der rächende Richter.	Gott: der mütterliche Vater, der Hirt, der das verlorenste Schaf sucht, bis er es findet.
der juridisch korrekte Richter, der Schulden erläßt bei ausreichender Ersatzleistung, also Tieropfer. Ab Paulus genügt nur ein Menschenopfer, ein gekreuzigter Messias.	der realistische Friedenstifter. Laß dein Opfer liegen! Du selbst versöhne dich mit deinem Bruder!
der Wundertäter, der alles kann; der deshalb zweifelhafte Propheten wie Jesus durch Rettungswunder ausweisen muß. Darum Paulus: Wenn Jesus nicht (per Leichenzauber) auferstand, dann ist er nicht der von Gott bestätigte Messias. Dann ist unsere ganze Predigt, eure Erlösung und alles, alles . . . nichts! (Und darum mußte sein Grabtuch, das etwas anderes bezeugt, mundtot gemacht werden.)	der Schöpfergott namens KRAFT, der den ihm vertrauenden Menschen Kraft gibt, furchtlos das Rechte zu tun; aber nicht die Kraft, zu zaubern (Steine zu Broten zu machen oder Leichen zu beleben); jedoch die schöpfungsgemäße, psychische Kraft, Kranke zu heilen.

der Hochheilige (Abgesonderte), der vor allem seine kultische Verehrung intendiert, die der Mensch durch korrekte Riten der Reinigung und Heiligung bewirkt.

der hautnahe, nicht um sich selbst, sondern um den Menschen besorgte Gott, dem Reinigungsriten und reine Speisen so unwichtig sind wie das, was in den Abort geht:[60] dem nur die Güte wichtig ist, die den Menschen Gott ähnlich macht.

Um sich selbst zu heilen, d. h. um sich von den uns aufgeprägten religiösen Krümmungen zu lösen und die strahlengerade, natürliche *re-ligio* (Rück-Bindung des Geschöpfs an seinen Schöpfer) wieder zu erreichen, ist im Grunde nur eins notwendig: die Bescheidenheit des Herzens. Das bescheidene Herz erstrebt keine Auserwählung vor anderen, keine Unfehlbarkeit, kein Rettungs- und kein Beweiswunder. Das bescheidene Herz ist geneigt, seinem nicht erkannten, aber geahnten Schöpfer zu vertrauen wie das Baby seiner momentan abwesenden Mutter. Dieser Neigung folgend, reift der Mensch langsam, oft mühsam vom Kind Gottes zum Sohn und zur Tochter Gottes, wie der Apfelkern zum Apfelbaum heranwächst, wunderbar natürlich: ohne Wunder, ohne Krümmungen. Kein Vernünftiger soll sich schämen, in diesem Sinne religiös zu sein!

Wer aber andere von religiösen Verkrümmungen heilen möchte, muß wissen: Das geht nicht. Hier ist *Selbstheilung* unerläßlich. Und der Weg dahin (die o. g. Selbstbescheidung des Herzens) ist jedem noch so sehr Verkrümmten *möglich* und *zumutbar*. Von außen kann er nur dazu angeregt und eingeladen werden. Wie? Das ist vom meisterhaften Psychotherapeuten Jesus zu lernen. Seine realistische Heilmethode, die allein Erfolg ermöglicht, aber nicht garantiert, ist: Redlichkeit und Güte anbieten, unentwegt.

Er legt ungeniert die von ihm erkannten Theo-Lügen offen. Ich aber sage euch, daß der Sabbat für den Menschen da ist und nicht umgekehrt; daß rituelle Reinigung nichts bewirkt, nur die Reinheit und Lauterkeit des Herzens entscheidend ist; daß Gott die alte Auge-um-Auge-Vergeltung weder gebietet noch erlaubt, sondern eure Reifung zur unbegrenzten Nächstenliebe bis zur Feindesliebe anstrebt ... Wohl die härteste, aber unumgängliche Absage an die erkannten Irrtümer in der mosaischen Theologie ist das Jesuswort in Mt 15,13: »Jede Pflanze, die nicht mein himmlischer Vater gepflanzt hat, wird [von ihm] ausgerissen werden. Laßt sie!«

Kompromißlos, wird er doch nicht lieblos. Er duldet nicht, daß sein neuer Wein in alte Bälge gegossen wird; aber er hat Verständnis für Leute, denen der alte Wein, die mosaische Theologie gut genug bekommt.[61] Er sieht und zeigt das lächerliche Gehabe der frommen Pharisäer, die auch äußerlich gesetzestreu erscheinen müssen. Aber er hat Verständnis für ihre Notlage. Er nennt sie *hypokritai*, das sind nicht böswillige Heuchler, sondern arme Schauspieler, die von Dorf zu Dorf ziehen, eine ihnen fremde Rolle aufsagen und vom Applaus der Menge leben müssen.[62] Er sagt ganz ungeniert, daß die Bibelgelehrten das Volk, einen Haufen von blind Gehaltenen, in die Irre führen. Aber zugleich verteidigt er sie: Sie sind ja selber Blinde oder Geblendete.[63] Als sie auf seine provokative Kinderfrage, ob man am Sabbat Gutes tun dürfe, feige schwiegen, schaut er ihnen ringsum in die Augen. In seinem Blick war Zorn *und* das Mitleiden mit ihrer Herzverdorrung.[64] (Die ungerechte und maßlose Beschimpfung der jüdischen Theologen in Mt 23 ist jesusfremd, ein Produkt des Judenhasses, den Paulus mit seiner Christologie der jungen Kirche einträufelte.)

Wie also kann unsereiner ohne Amt und Auftrag ein bißchen

mithelfen, daß religiöse Verkrümmungen geheilt, begradigt werden?

① Ohne Verständnis für den Irrenden und all die Zwänge, die ihn in diesen Irrtum trieben und darin festhielten, und ohne die erkennbar redliche Absicht, ihm zu helfen, statt ihn zu blamieren, ist es von vornherein unmöglich, ein verschlossenes Herz durch Reden so zu bewegen, daß es sich selbst öffnet.

② Andererseits muß man nicht Religions-Oberlehrer sein, um einem Religionslehrer gegebenenfalls zu sagen: Was du da lehrst über Gott, der ja unser aller Gott sein soll, halte ich für falsch. Darum appelliere ich an deine Verantwortung vor Gott und bitte dich: Entweder widerrufe es öffentlich oder erkläre es öffentlich so, daß auch nicht theologisch geschulte und nicht dogmatisch gebundene Menschen es verstehen und bejahen können!

③ Was den Menschen aber hindert, das unbefangen zu tun, was er als richtig erkannte, ist zumeist die Menschenfurcht: in unserem Fall zuerst die Angst vor dem kirchlichen Auftrag- und Brötchengeber; dann die Angst, theologische Autoritäten könnten mich als dumm hinstellen; und die Angst vor dem Milieu, es könnte mich als Störenfried isolieren, wenn ich gegen den Strom schwimme. Das einfache und wirksame Heilmittel gegen solche Ängste, die uns zum Schweigen oder Mitlügen verleiten und religiös verkrümmen, ist das ungebrochene Vertrauen in unseren guten Schöpfer, weil daraus die nötige KRAFT zum richtigen Handeln erwächst. Solches Vertrauen können Sie freilich keinem Ängstlichen »geben«. Aber sie könnten es ihm glaubwürdig vorleben. Sie könnten auch seine begründete Angst vor Brotgebern etwas mildern durch Ihre Hilfsbereitschaft.

Schon ein klein wenig, ein Senfkorn-Quant vom Gottvertrauen Jesu macht mich leicht-sinnig genug zu diesem Schlußakkord:

Von den Theologen und den Klerikern erwarte ich gar nicht, daß sie mir glauben, was ich in diesem Buch zusammengetragen habe. Ich erwarte nur, daß sie es nicht bestreiten, bevor sie die Argumente und Fakten widerlegt haben, und daß sie nicht, statt ehrlich zu kämpfen, flüchten in ihre als uneinnehmbar gedachte Festung MYSTERIUM FIDEI + SACRIFICIUM INTELLECTUS (Glaubensgeheimnis, das unter Verzicht auf vernunftgemäße Prüfung zu akzeptieren ist, weil von Gott geoffenbart).

Von den Religions- und Kirchenkritikern erwarte ich, daß sie meine erkennbare Grundintention »Wunden aufdecken, um zu heilen« nicht ins Gegenteil verbiegen, indem sie dieses Buch vor allem als Prügel gegen fromme Lügner benutzen. Wer mit Haß und Häme vorgeht, krümmt nur seine eigene *religio* weiter. Um unsere seit Mose und noch mal seit Paulus verdrehte Religionsgeschichte allmählich wieder in die Gerade auf den Schöpfer hin, den guten Gott für alle, zu bringen, hilft keine Halbierung mehr (Herz oder Hirn; Güte oder Redlichkeit), sondern nur diese Ganzheit, die wir nie vollständig erreichen können, aber immer anstreben sollen:

Ganze Redlichkeit – in ganzer Güte – gegenüber allen.

10.
Die Frage an den Papst

Hier möchte ich die Suche nach den Verantwortlichen im Kriminalfall Turin noch einmal aufnehmen und zu einem uns möglichen Abschluß bringen.

Wie schon erwähnt, schwieg auch Msgr. Ricci, an den mich Kardinal Ratzinger verwiesen hatte. Aber endlos auf seine Antwort warten durfte ich nicht, weil mich eine Notiz im Konradsblatt (Erzbistum Freiburg) vom 20. Oktober 1991 beunruhigte: »Das Turiner Grabtuch ... wird vorübergehend an anderer Stelle als bisher untergebracht. (...) Es soll so lange hinter dem Hauptaltar aufbewahrt werden, bis die mit umgerechnet 2,7 Millionen Mark veranschlagte Restaurierung der Kapelle beendet ist.« Gleichzeitig hörte ich, daß in letzter Zeit Diebe in Turiner Kirchen eindrangen und kostbare Reliquiare stahlen. Nun könnten bis Abschluß der Restaurierung völlig Unbekannte sich eines Nachts in den Dom einschleichen und das kostbare Grabtuchreliquiar stehlen. Dann wäre dieses gefährliche Tuch verschwunden und (leider, leider) trotz eifrigster Suche unauffindbar.

Darum mußte ich schnell und laut Alarm schlagen und dieses Buch veröffentlichen. Darüber hinaus muß ich alles mir Mögliche tun, damit die Argumente für die Vertauschung der Grabtuchproben bald dem Papst durch Kardinal Ratzinger zur Kenntnis gelangen. Darum die Adresse auf der letzten Seite dieses Buches.

Was wird damit erreicht? Bis jetzt darf niemand behaupten: Der Papst wußte von dem Betrug. Nicht einmal: Er hat nachträglich davon erfahren und dazu geschwiegen. Fairerweise müssen wir davon ausgehen, daß er als Unwissender oder nur auf unglaubwürdige Gerüchte Angewiesener unschuldig ist.[65] Aber von dem Tag an, da er auf die Argumente in Kap. 1 und 2, die niemand als Hirngespinste abtun kann, aufmerksam gemacht wurde, ist er nicht mehr ahnungslos. Jetzt ist er öffentlich gebeten, sich der Sache anzunehmen. Die Bitte kommt nicht aus antikirchlicher Polemik, sondern aus der Sorge um dieses Grabtuch, weil es ein wichtiges Zeugnis des historischen Jesus ist. Nun bleibt zu hoffen, daß der Papst als ein Seelsorger, dem in besonderem Maße das Jesuswort Lk 22,32[66] gilt, auf unsere Anregung positiv reagiert.

a) Wenn er (nicht irgendwann, sondern) innerhalb eines Vierteljahres den Fall lückenlos und öffentlich nachprüfbar aufklären läßt, mit welchem Ergebnis auch immer, ist alles jetzt Erreichbare gewonnen. Natürlich würde ich dann ebenso öffentlich die Positionen widerrufen, in denen ich mich geirrt oder unbegründeten Verdacht erweckt habe.

b) Wenn er innerhalb eines Vierteljahres wenigstens *erkennbar* den Anstoß zu einer neuen Carbondatierung unter restloser öffentlicher Kontrolle gibt, ist vieles gewonnen.[67]

c) Wenn er aber innerhalb eines ganzen Jahres überhaupt nicht reagiert, was dann? – Dann würden alle über den Skandal Informierten nicht mehr nur vermuten, sondern wissen: Der jetzige Papst befürwortet, daß das Grabtuch Jesu durch Betrug als unecht hingestellt wurde. Dann bleibt ihnen kein anderes Betrugsmotiv mehr denkbar als dieses: Was das Grabtuch uns vom wirklichen Jesus zeigt, ist mit dem Dogma der Kirche nicht vereinbar, denn:

Das Tuch bezeugt (wie Petrus): Jesus überlebte die Kreuzigung.

Das Dogma behauptet (mit Paulus): Er mußte sterben, weil

Gott sein Sühneopfer braucht. Er mußte auferstehen, weil wir das Beweiswunder brauchen.

Dann stünden nicht nur Katholiken, sondern alle Christen, die religiös unverkrümmt bleiben wollen, zunächst vor der eigenen Gewissensentscheidung: Orientiere ich mich an Jesus oder an Paulus?

Und dann? Kirchenaustritt? Auf keinen Fall! Im Gegenteil: Wer wenigstens die Absicht hat, dem *wirklichen* Jesus zu folgen, der gehört in die Jüngergemeinde, die er gründete. Wer sich an einem *unwirklichen* orientiert, z. B. an dem von Paulus erdachten, der hat in sich kein Recht, in der Kirche zu leiten und zu lehren, mag er kirchenrechtlich noch so hoch stehen. Ein solcher möge, seinem subjektiven Gewissen folgend, die Una Sancta Catholica (d. h. nicht die römisch-katholische, sondern die eine, alle Jesusjünger umfassende Kirche) verlassen! Draußen kann er eine eindeutige Paulus-gemeinde gründen.

Die offene Scheidung zwischen »Jesuanern« und »Paula-nern« ist längst fällig. Erst danach kann eine ungeheuchelte Ökumene der Jesusjünger in den heute getrennten Konfessionen entstehen. Und diese könnte sehr wohl im nächsten Jahrtausend als Sauerteig wirksam werden, damit allmählich eine zwar bunte, aber fundamentalismusfreie Ökumene aller Religionen heranwachsen kann. Dafür ist jedenfalls der bescheidene Gottsucher Jesus offen, denn er sagt: »Warum urteilt ihr nicht aus euch selbst heraus, was richtig ist?« und meint dabei, entsprechend seines eigenen Kampfes gegen Schriftgelehrte: »... statt von Hütern verhärteter Traditionen euch diktieren zu lassen, was richtig ist.«

Darum ist die Frage an jeden zugleich *die* Frage an den Papst (und das Papsttum): »Orientierung am wirklichen Jesus oder an einem höhergedachten?«[68] Ich muß das, mag es noch so verrückt oder anmaßend erscheinen, ungeschützt heraussagen. Und ich tue es am Ende des Buches *ohne Zorn*. Sollte ich auf den vorausgehenden Seiten jemanden zu Unrecht verdächtigt haben, möge man es meinem verständlichen Unmut zugute halten, weil mir trotz aller Mühe Informationen verweigert wurden. Das ängstliche Schweigen ringsum ist geblieben, aber mein Zorn ist verraucht.[69] Denn ich kann nachfühlen, daß es einem Seelsorger um so schwerer wird, sich von einer geheiligten Tradition zu lösen, je stärker er durch Amt und Auftrag gebunden ist. (Mein Glück, daß ich in der kirchlichen Hierarchie nicht höher kam als bis zum Dorfpfarrer, der dann ohne jede Bestrafung beurlaubt wurde.) Sehr mühsam und oft nur langsam kann das nötige Umdenken erfolgen. Aber *möglich ist es jedem*, vom Ministranten bis zum Papst – denn alle dürfen dem von Jesus erlebten guten Schöpfer vertrauen, der KRAFT heißt und die Kraft gibt, »aus sich heraus zu beurteilen und zu tun, was richtig ist«.

Hier wollte ich Schluß machen. Aber von zwei Seiten wurde ich zu einer Zugabe animiert. Mein Lektor meinte, das Manuskript aus Recherchen, Fakten und Argumenten könne den Lesern zu knochig erscheinen und würde etwas »Speck« gut vertragen. Und als ich die Recherchen von Elmar R. Gruber über die Rolle der Templerritter in der Grabtuchgeschichte im Manuskript lesen durfte[70], *packte es mich, dieses Buch*

allen verbrannten Ketzern

zu widmen:
Die Rolle der Templer bei der Rettung des Grabtuches zeigte mir aufs neue: Die christliche Theologiegeschichte ist eine fortlaufende Ketzergeschichte, angestoßen durch Jesus selbst, der vom jüdischen Glaubensgericht als Erzketzer, Gesetzesbrecher, Gotteslästerer, vom Beelzebub Besessener verurteilt werden »mußte«. Paulus dagegen überhöhte ihn zu einem als Mensch verkleideten Gott, und dieses »Evangelium« wurde als rechtgläubig akzeptiert. Darauf hat Petrus, mittels Markusevangelium, ihn menschlicher dargestellt.

Aber diese Schrift wurde nicht nur gräßlich korrigiert (Feigenbaumverfluchung), sondern mitten im Satz wurde sie gestoppt, als sie begann, »christologisch unpassend« vom Ostergeschehen zu berichten. Fazit: Schon in den ersten vier Jahrzehnten bahnt sich diese durchgehende Scheidung an: Was Jesus vergöttlicht, gilt als gut und richtig; was ihn Mensch sein läßt, gilt als böse und irrig.

Zur Verfolgung der Templer: Um ihren Besitz konfiszieren zu können, brauchte König Philipp der Schöne als frommen Vorwand ihre Verurteilung als Ketzer. Das waren ihre polemisch verzerrten Ketzereien in Stichworten:

a) Nähe zum Islam;
b) Verachtung des Kreuzes;
c) Auslassen der Wandlungsworte bei der Messe;
d) Verehrung eines mysteriösen Männerkopfes als Heiland.

Versuchen wir, diese phantastischen Anklagen zu entzerren!

zu a) Nähe zum Islam
Gruber zeigt, wie die »Armen Ritter Christi«, während sie die Moslems bekämpften, ritterlich religiöse Toleranz übten; ganz unüblich! Und im Koran ist nachzulesen, was sie im Gespräch mit intelligenten Moslems erfahren konnten: daß Jesus im Islam uneingeschränkt als Prophet gilt; daß er selbstverständlich kein zweiter Gott neben Allah sein kann; daß er nicht am Kreuz starb, und anderes, was ein Christ akzeptieren kann.[71]

zu b) Verachtung des Kreuzes
Zuvor eine Frage: Soll man 500 Jahre nach der Entdeckung und Eroberung Amerikas die Peitsche der Christen über den Indianern und Negersklaven in Gold fassen, küssen und als

Heilssymbol verehren? Oder sollte man sie mit Füßen treten? Nur Paulusschüler, die einen von Gott gewollten Sühnetod Jesu am Kreuz für das einzige Tor zum Himmel halten, können im *Wachbewußtsein* mit Inbrunst singen: »O du hochheilig Kreuze . . .« Realisten, d. h. am wirklichen Jesus und seinem wirklichen Gott Orientierte, sehen im Kreuz ein abscheuliches Marterwerkzeug. Das hat kein Gott als Sündenstrafe oder als Entgelt für den Sündern gewährten Straferlaß eingeplant, sondern ein (vermutlich krankhaft frommer) Mensch.

zu c) Auslassen der Wandlungsworte
Wenn der Mann im Grabtuch »nur« ein vertrauenswürdiger, reiner Mensch war, dann intendierte er mit seiner Brotgabe beim Abschiedsmahl sicherlich etwas Ernsthafteres als einen Doppel-Zaubertrick, der nichts kostet. (1. Ich verwandle jetzt dieses Mehl zu Fleisch. 2. Ich mache, daß ihr nichts davon merkt, nichts seht, nichts schmeckt. Ihr müßt nur feste glauben.) Sich selbst als Brot hingeben, das heißt doch in verständlicher Zeichensprache, ohne Wundertricks, die zu diesem Antlitz nicht passen: Ich bin ganz und für euch da, wie Brot.

zu d) Das Grabtuch, ihr »Idol«,
zeigte dem beiläufigen Betrachter infolge der Hell-Dunkel-Umkehr einen gespenstischen Männerkopf, zumal nur die Antlitzpartie ausgestellt wurde. Aber in medizinischen Dingen kundige Templer, zu deren Aufgabe die Betreuung verwundeter Krieger gehörte, sahen die erschütternde Wirklichkeit, wenn sie das ganze Tuch entfalteten und studierten: den nackten Jesus (der niemals so dargestellt werden durfte!), den zergeißelten mit einem dennoch friedlichen und hoheitsvollen Antlitz. Sie konnten die überraschenden Blutbahnen auf dem Tuch richtig deuten, denn »Sanitäter« wissen aus Erfahrung, daß Leichen so nicht weiterbluten.

Jedoch mitten im Mittelalter durften sie die nackte Wahrheit, daß Jesus die Kreuzigung überlebte, keinem Christen weitersagen, erst recht keinem Glaubenswächter. Mir scheint, dieses ihr »Idol« (der unkirchliche, wirkliche Jesus) machte sie zu Ketzern im Sinn der Inquisition und gab ihnen die Kraft, ihr Ketzertum zu bestehen.

Den Templern, die durch ihre Klugheit und ihr tapferes Schweigen das Grabtuch Jesu in Konstantinopel und in Frankreich vor alleinrechthabenden Rechtgläubigen retteten; und mit ihnen allen gebrannten Ketzern, die so, wie sie jeweils konnten, die Spur des wirklichen Jesus suchten, möchte ich mit diesem Buch bezeugen, daß sie wie der Erzketzer auf Golgatha nicht vergeblich das Feuer riskierten. Ich möchte ihnen über die Schwelle hinweg einen späten, aber herzlichen Dank zurufen.

II.

Die Frage an Gott

Scheiterhaufen der verdammten und darum verbrannten Ketzer wecken auch die uralte Frage: Wie kann Gott so Böses zulassen? Das Theodizeeproblem ist die subkutane Wunde denkender Menschen. Ein Journalist als Sprecher seiner Zeitgenossen hat sie wieder aufgedeckt (vgl. Einführung zu diesem Buch), ein Seelsorger darf sie nicht umgehen. Weil ich Gott nicht kenne, frage ich den Meister in Gotteserfahrung. Ich höre, daß er am Kreuz seine letzte Lebenskraft vertrauend Gott übergab (Vater, in deine Hände . . .). Ist er ein als Mensch verkleideter Gott, wie Paulus meinte, dann war's nur ein Schauspiel. Weil er Mensch ist, wie er betont, kann der Mensch als solcher das Theodizeeproblem bestehen, ohne es rational zu lösen. Das zu wissen genügt. Was folgt ist nur Zugabe.

Unsere Probleme sind oft gemischt aus Vorgegebenem und Selbstgestricktem. Also prüfen wir am Theodizeeproblem, was vorgegeben und was von Menschen gemacht ist!

Das vorgegebene Problem

Wir wollen leben und müssen sterben. Viele trifft unverschuldetes Leid. Der Mensch als moralisches Wesen erwartet, daß die mächtige Gottheit auch gut ist. Die Frage, wie und wem sie gut sein soll, führt zur Wegscheide: Der egoistische, herrische Mensch denkt sich einen Gott, der zu ihm paßt. Der bescheidene wagt nicht, Gott in sein Denkraster zu zwängen, vertraut ihm lieber wie das Kind seiner abwesenden Mutter.

Die von Denkern gemachten Probleme

Wo das einseitige Matriarchat dem einseitigen Patriarchat und die zur Erdmutter halbierte Gottheit der zum Himmelsbeherrscher halbierten weicht, denkt man wie Mose:

- Unser Schutz- und Kriegsgott muß mächtiger sein als andere, muß allmächtig sein, an kein Naturgesetz gebunden. Kann die Sonne über dem Tal Gibeon und die Fluten des Jordan stillstehen lassen. Kann nach Belieben töten und Leichen lebendig machen. Während die alte Erdmutter zwar auch vieles hervorbrachte, aber langsam, mühsam, mit Risiken verbunden, eben »nur natürlich«.
- Unser Gott lohnt und straft immer korrekt. Was Recht ist, bestimmt er als souveräner Gesetzgeber und offenbart es seinen autorisierten Sprechern.
- Aus Gottes Allmacht und Gerechtigkeit folgt: Es gibt gar kein Theodizeeproblem, weil alle Leiden, die er zuläßt, obwohl er sie verhindern kann, entweder gerechte Strafe für eigene Sünden sind oder gerechte Sühne für fremde. Auch der Schweiß der heutigen Landarbeiter und die Geburtswehen unserer Frauen sind von Gott verfügte Strafen für den Ungehorsam unserer Stammeltern vor x-Millionen Jahren, laut Gottes Wort in Gen 3, 16-19.

Die verbotene Frage Hiobs (Ein Intermezzo)

Der jüdische Mensch in Hiobs Gestalt rebelliert vergeblich gegen diese mosaische Theodizee seiner gelehrten Freunde: Mein Gott ist nicht gerecht, wenn er mich so prügelt! Doch dann schreckt ihn Jahwes Erscheinung: Was willst du, Menschlein, mir gegenüber? Willst du ein Krokodil zähmen? Hiob duckt sich und schweigt.

Schlimm genug, daß jenem mutig Gott fragenden Autor nur die Resignation blieb. Doch die eigentliche, religionshistorische Tragik sehe ich darin: Diese Kapitulation vor dem Willkürgott des Mose durfte in der Bibel nicht mal als offene Wunde stehenbleiben. Der »rechtgläubige« Editor, der das

Vorwort und den Nachtrag schrieb, mußte sie wieder mit Theologie verkleistern. Das Vorwort besagt: Hiob wurde nur geschlagen, weil Jahwe seinem Sohn Satanas erlaubte, Hiobs Treue hart zu prüfen. (Theologie ohne Logik: Ein allwissender Gott braucht doch die Treue eines Menschen nicht erst zu testen!) Der Nachtrag besagt: Natürlich bleibt Jahwe allmächtig und allgerecht: Er gibt dem Hiob am Ende Kinder und Herden wunderbar mehrfach zurück.

Der psychologische Effekt im gläubigen Bibelleser: Irgendwie wird's schon stimmen, weil Gott doch allmächtig und gerecht sein muß (per definitionem). Nur bei mir stimmt's nicht. Ich sehe keine Rettungswunder. Der Effekt im frei denkenden Bibelleser ist die zornige Rückfrage: Wer gab diesem Theologen die Vollmacht, solch widersprüchliches Allerlei über Gott zu phantasieren – und als Wort Gottes zu verkünden?

Der realistische Gottsucher vor dem realen Problem
Freilich genügt es, zu wissen, daß der religiöse Reifungsprozeß des Meisters mündet in seiner Bewältigung des Theodizeeproblems am Kreuz. Dennoch sollten wir seinen Weg bis zur Wegscheide zurückverfolgen, um ihn besser zu verstehen. Ein paar Stichworte:

Ist Jesu Gott allmächtig?
Wenn es möglich ist, laß diesen Kelch an mir vorübergehen! So betend geht er davon aus, daß es für Gott auch Unmögliches gibt. (Mose und Paulus wußten, was allein auch für Gott unmöglich ist: Auf gerechte Sühneopfer zu verzichten.) Aber Jesus konnte nur um Bewahrung vom Leiden bitten, weil er voraussetzte, daß Gott keinen Preis braucht, um seine Güte zu verschenken.

Allmacht? Zünftigen Theologen ist klar, daß der Riese Gott durch böse Zwerge nicht gehindert werden kann, Jesus zu retten. Nur der nüchterne Gottsucher sieht das reale Problem illusionslos, wenn er seine Begleiter auf seine und ihre zu erwartende Kreuzigung vorbereitet: Der Mensch wird brutalen Menschen ausgeliefert, die mit ihm machen, was sie wollen, nicht, was Gott will. Das ist die Schöpfungsordnung: Jedes Geschöpf ist seinem Mitgeschöpf ausgeliefert, ohne daß der Schöpfer durch Wunder eingreifen kann. Weil der alleskönnende Zauberer Gott nur in Menschengedanken existiert. Die Mitteilung »Es gibt keine Rettungswunder« erschüttert die jüdisch-frommen Jünger ungefähr so wie die plötzliche Konfrontation mit eiskaltem Atheismus. Denn ein Gott, der sich nicht durch Wunder beweist, ist keiner.

Ist Jesu Gott gerecht?
Als man einen Gelähmten dem Heiler vor die Füße legte, war sein heilendes Wort: »Fasse Mut, mein Kind, deine Sünden werden dir [von Gott] vergeben.« Denn er erkannte, daß die leibliche Lähmung durch eine seelische bedingt war: Angst vor dem strafenden Gott, den die Schriftgelehrten predigten. Weil diese auf den Laienprediger aus Nazareth nicht hören wollten, mußten sie ihn verurteilen: Er leugnet Gottes Gerechtigkeit, er lästert. Hier beginnt der Ketzerprozeß, der auf Golgatha als Kriminalfall endete. Aber Jesus bleibt bei seiner Erfahrung, Gott ist kein Auge-um-Auge-Vergelter, sondern ein mütterlich auf Heilung bedachter und ringsum schenkender. Jeder kann das sehen: Er läßt seine Sonne über die Bösen genauso scheinen wie über die Guten. Und ihr, seine Kinder, sollt seine reifen Söhne werden. Wie er: *oiktirmones* (im Septuaginta-Griechisch wird so das hebräische »mütterlich« übersetzt). Also werdet mütterlich statt richterlich, wie euer Vater mütterlich ist!
Aber wie kam eine derart von Mose abweichende Gotteserfahrung in Herz und Hirn dieses 30jährigen frommen Juden? Hier ist nur an sein Tauferlebnis zu erinnern ... Also sind der Himmelsherrscher oben und die Erdmutter unten nicht durch Himmelsgewölbe getrennt. Der Eine ist einfach da,

Mutter und Vater zugleich, der mütterliche Vater. Er schenkt mir seinen Atem. Er liebt mich – und all seine Geschöpfe. Allen Lebewesen ist er fühlend nahe. »Kein Spatz fällt vom Dach ohne euren Vater.«

Darf man, der Theodizeespur folgend, noch weiter zurückfragen, wie das irrationale und mit hohen Risiken beladene Element »Liebe« im Zusammenhang mit dem Schöpfer entstand? Das ist wohl die letztmögliche Frage im personalen Kosmos, verquickt mit der Frage nach dem Anfang, dem Urknall. Ich würde es nicht wagen, mit meinem Quant Verstand darüber zu reden. Aber ich habe sogar außerhalb der Jesusworte zwei Hinweise gefunden, die ich zum Bedenken hier nur zitiere. Im Alten Testament, das nicht allein vom mosaischen Gottesbild geprägt ist, fand ich am Ende des »Hohenliedes«, dieses weltlichen und kultkritischen Dramas, die einzige Stelle, wo Gott erwähnt wird: »Denn der Eros ist eine Flamme aus dem Herzen Jahwes.« Und im 1. Johannesbrief: »Wer nicht liebt, der hat [bei all seiner Theologie] Gott nicht erkannt, denn Gott IST Liebe.«

Aber dieses Finale löst nicht, sondern verschärft das eigentliche Welträtsel: Warum hat Gott im Urknall eine fortwirkende Schöpferkraft so freigesetzt, daß sie Lebewesen entstehen lassen konnte, die töten müssen, um leben zu können? Sogar solche, die sinnwidrig Böses tun können (Homo sapiens)? Beschränkte er seine Souveränität und riskierte das gefährliche Heraufkommen von unreifen Freien, *weil er echte Partner seiner Liebe sucht*, d. h. entscheidungsfreie? Diese Grundintention des Schöpfers würde die paradoxe Abfolge unserer persönlichen und kollektiven Religionsgeschichte entsprechen.

Erste Phase
Mittagshelle ist erreicht.
MAN hat die Wahrheit.
Ringsum Kirchengeläut: Großer Gott, wir loben dich.

Zweite Phase
Es dunkelt wieder.
MAN hat sich verlaufen.
Was bleibt, ist das ICH
vor einem Unbekannten.
ICH muß mich vorantasten: »Großer« Gott? – Ich suche
                             dich.

Dritte Phase
Morgengrauen am Tunnelende,
denn dort ist das Nadelöhr
für Kleingewordene.
Die kommen hindurch.
Sie strahlen – und singen
ein besseres Lied: Guter Gott, nun seh' ich dich
                      menschenklein – und liebe dich.

Anmerkungen
mit Literaturhinweisen

1 Ulisse Chevalier, »Etude critique sur l'Origine du Saint Suaire de Lirey«, Paris 1900
2 Josef Blinzler, »Das Turiner Grabtuch und die Wissenschaft«, Ettal 1952
3 P. A. Gramaglia, »L'Umomo della Sindone non è Gesu Cristo«, Turin 1978
4 Gino Moretto, »Iconografia Sindonica«, Turin o. J.
5 Historisches Jahrbuch 24 (1903), S. 340
6 Pier Luigi Baima Bollone; »Sindone o no«, Turin 1990, S. 279. Das Zitat stammt aus einem Interview im Jahre 1981. Schon 1979 äußerte sich der Kardinal skeptisch gegenüber Bollone: »Welche Glaubwürdigkeit kann ein Objekt haben, von dem man über tausend Jahre hin absolut nichts weiß?« – Merkwürdig, wie wenig sich der Wächter der Sacra Sindone für den Gegenstand interessierte, den er bewachte, daß er von dessen Vorgeschichte *überhaupt nichts weiß*. Das fiel auch Prof. Bollone auf.
7 Werner Bulst, »Betrug am Turiner Grabtuch«, Frankfurt a. M. 1990.
8 Das bedeutet wohl: Prof. Hall ließ nicht mal zu, daß in seinem Labor eine Mücke sich auf das Leinenstückchen setzte und etwas Ungehöriges zurückließ.
9 Prof. Werner Bulst, wohl *der* deutschsprachige Sindonologe, veröffentlichte u. a. »Das Turiner Grabtuch und das Christusbild«, Bd. 1: »Das Grabtuch. Forschungsberichte und Untersuchungen«, Frankfurt a. M. 1987, und nach dem C-14-Test das erwähnte Buch »Betrug am Turiner Grabtuch«. Allerdings gelangt er darin nur bis zu starken Verdächtigungen, die zudem in zwei verschiedene Richtungen zielen: Betrug durch Kirchenfeinde oder Irrtum aus mangelnder Sorgfalt.
Wer sich mit der internationalen Grabtuchforschung beschäftigen möchte, die zum Bedauern von Bulst noch nicht im deutsch-

sprachigen Raum organisiert ist, findet in dem erstgenannten Titel ein immenses Literaturverzeichnis, nach Epochen, Themen und Tendenzen geordnet und kurz kommentiert: 322 Titel, dazu die Adressen von Grabtuchforschungszentren in aller Welt.

10 Der jüdische Sabbat beginnt am Freitag bei Sonnenuntergang. Das war zur Zeit des Passahfestes 18.12 Uhr.

11 Vielleicht hielt der römische Statthalter Jesus doch für politisch ungefährlich und wollte seinen Justizirrtum so wiedergutmachen.

12 Werner Bulst / Heinrich Pfeiffer, »Das Turiner Grabtuch und das Christusbild. Bd. 2: Das echte Christusbild. Das Grabtuch, der Schleier von Manopello und ihre Wirkungsgeschichte in der Kunst«, Frankfurt a. M. 1991.

13 Karl Herbst, »Was wollte Jesus selbst? Die vorkirchlichen Jesusworte in den Evangelien«, Düsseldorf 1979

14 Ich vermute: Damit dieses Körperbild so unverzerrt wie auf einer Platte entstehen konnte (Thema des 5. Kapitels), mußte das Leinen einen zufällig genau passenden Grad von Versteifung erfahren haben; nicht zu wenig, damit es nicht den Körper völlig einhüllt und so nur ein völlig verschwommenes Bild entstehen läßt; nicht zu stark, damit es an allen Körperpartien, insbesondere dem Gesicht, richtig aufliegen kann; aber doch wieder so versteift, daß der Grabtrogrand es hinderte, den Körper zu »umhüllen«. Vielleicht bewirkte eine flüssige Myrrhe-Aloe-Mischung, in die das Tuch zuvor getaucht worden war, diese Versteifung (vgl. Johannesevangelium 19,39 f.).

15 W. Bulst, »Das Turiner Grabtuch und das Christusbild«, Bd. 1. S. 45: »Unter dem Elektronenmikroskop sieht man, daß die Leinenfäden hier mit fremdem Material umhüllt sind. An Stellen, wo mit *noch nicht geronnenem Blut* zu rechnen ist, wie bei den Fußwunden und der Spur im Rücken, ist das Blut durch das Tuch hindurchgedrungen.«

16 Argumente zugunsten der »normalen« Leichentheorie finden sich bei:
   a) Robert Bucklin, Gerichtsmediziner in Los Angeles: »*Postmortem Changes and the Shroud of Turin*«, in *Spectrum 14* (1985), Vierteljahreszeitschrift des Indiana Center for Shroud Studies;
   b) Gilbert Lavoie / Bonne Lavoie / Vincent Donovant / John Ballas: »*Blood on the Shroud of Turin*«, in *Spectrum 7* (1983), 8

(1983), 20 (1986). Drei Artikel, ein Spezialthema: Das Blut auf dem Antlitz;

c) Michael Straiton, Chirurg in London: »*Evidence that the Body was Placed in the Holy Shroud after Death had Occured*«, in: Kongreß Bologna 1981.

Auf Argumente gegen die Leichentheorie verweist W. Bulst in seinem umfassenden Literaturverzeichnis nicht, außer in Fußnote 55 unter »Völlig unsinnig...«. Er nennt drei Autoren, aber nicht deren »absurde Thesen«; nur den Schuttabladeplatz, auf den sie nach dem Urteil eines »kompetenten Wissenschaftlers« gehören: »Massenhysterie und Neigung, sich verdummen zu lassen«. Es ist lehrreich, diese emotionale Reaktion eines klugen und ansonsten freundlichen Theologen zu bedenken. In seinem Haushalt gibt es für dogmenwidrige Denkanstöße keine Schublade, also ab auf die Schutthalde!

17 Gino Moretto, Sekretär des Centro Internazionale di Sindonologia, übermittelte mir Bollones Antwort am 20. Dezember 1990 folgendermaßen: »...il prof. Baima Bollone, al quale ho presentato il Suo quesito circa la possibilità che da un corpo in posizione orrizzontale – in assenza di attività cardiaca – possa fuoruscire un flusso di sangue di circa 0,2 litri, e che lo stesso sangue sia ancora tanto fluido da poter penetrare in un sottostante lenzuolo mi ha telefonicamente dettato la seguente risposta: ›E‹ possibile perchè il corpo è stato mosso, in particolare durante le manovre di sistemazione dentro la Sindone. Ricerche sperimentali effettuate su cadaveri hanno dato esito positivo. Certamente (come spesso avviene per cause di varia natura) il sangue del cadavera dell' Uomo della Sindone aveva evidentemente scarsa tendenza a coagulare...«

18 »Vis a tergo« bedeutet Schubkraft.

19 E. J. Jumper / H. P. Jackson / J. H. Heller / A. D. Adler / S. F. Pellicori / R. N. Rogers: »*Eine zusammenfassende Untersuchung der verschiedenen Flecken und Bilder auf dem Turiner Grabtuch*« (englisch), in: *Advances in Archeological Chemistry 1984*, S. 447–476.

20 Der englische Text in *Advances:* »In examining the cause of the differing densities of the image we found that the darker portions of the image were not due to a darker coloring of the fibril but rather to more discolored thread fibrils.«

21 I. F. Dumitreyscu, »Elektronographie«, Heidelberg 1988

22 Vgl. Karl Herbst, »Der wirkliche Jesus«, Olten, 5. Aufl. 1991

23 Um das Zeugnis des Grabtuchs nicht zu überziehen: Die Korrosion der Leinfaserhäute, wenn durch Aurastrahlung bewirkt, besagt nur, daß Jesus im Grab erwachte und dabei einen emotional überhöhten Energiestoß aussandte. Sie sagt nichts über das weitere Geschehen: ob der Reanimierte bald darauf doch starb oder durch fremde Hilfe aus dem Grab herauskam, wieder genas und weiterwirken konnte. Aber das realistische Zeugnis des Tuches nötigt uns, das zwiespältige (teils konkrete, teils mirakulöse) Zeugnis der Osterpredigten nach Matthäus, Lukas und Johannes ebenfalls realistisch zu verkürzen und somit zu klären. Am Anfang stand eine zwar ungewöhnliche, aber durchaus natürliche Reanimierung, die später unter dem Einfluß der paulinischen Christologie mit Wunderlegenden (Engel, mysteriöses Erscheinen und Verschwinden, Wolkenfahrt etc.) zu einem schöpfungswidrigen Leichenzauber aufgebauscht wurde. Nicht daß er hungrig war und aß, ist die Zutat, wie viele Theologen meinen, sondern daß er »schwebte«, sei's zuerst in den Köpfen von plötzlich mutig gewordenen Aposteln, sei's später »irgendwie in die Wolken«.

24 Gino Moretto, »Iconografia Sindonica«, Turin o. J., o. Seitenzählung.

25 P. Baima Bollone, »Sindone o no«, Turin 1990. – Das Buch des Gerichtsmediziners und damaligen Präsidenten des Centro Internazionale di Sindonologia ist sehr instruktiv, enthält wichtiges Bildmaterial, bringt aber nur starke Verdachtsmomente, keine strikten Beweise.
M. G. Siliato, »Il mistero della Sindone. Sindone: vera o falsa?«, 1989.
O. Petrosillo / E. Marinelli, »La Sindone. Un enigma alla prova della Scienza«, Mailand 1990
Wer sich über den Fortgang der Grabtuchforschung informieren will, die nach dem zweifelhaften Carbontest neuen Auftrieb erhielt, dem sei die wissenschaftliche Rundschau »Sindon. Nuova Serie« empfohlen. Sie erscheint unregelmäßig, italienisch und englisch, und ist zu beziehen vom Centro Internazionale di Sindonologia, Via S. Domenico 28, I-10122 Torino.

26 Das Foto auf S. 136 oben zeigt: Nur Ballestrero, Testore und Porrati hatten Platz am Arbeitstisch.

27 Daß Tite für die »Probe 4« aus Var keine Metallbehälter mit-

brachte, war ein verhängnisvoller Regiefehler. Wären die viermal drei Tuchproben in völlig gleichen, nur durch Codenummern unterscheidbaren Metallhülsen verpackt worden, dann hätte der Regisseur, falls der Schwindel doch entdeckt würde, sich immer noch verteidigen können: Es war keine listige Vertauschung, nur eine ungewollte, aber durchaus verständliche Verwechslung. Und die geht letztlich auf Tites Konto, denn »nur er wußte, was wo ist«. Es war eine kleine, aber folgenschwere Unaufmerksamkeit. Man bittet die Welt tausendmal um Entschuldigung. – Dieses Schlupfloch in die Unschuld ist dummerweise verstopft. Denn kein Tite und kein Tester konnte Zerfasertes in Papier mit Stoffen in Metallhülsen (vgl. Foto 118) »verwechseln«.

28 Der auf die eilige Feststellung des spezifischen Gewichts bezogene französische Text lautet in der Übersetzung: »Nachdem am frühen Morgen [des 21. 4. 1988] einige Messungen erfolgt waren, wobei nur wenig Zeit zur Verfügung stand, bemerkte man, daß die Reduktion von Kette und Schuß etwa 38 bis 38,5 Kettfäden zu 25,5 bis 26 Schußfäden pro cm ergab, woraus sich das spezifische Gewicht von 0,023 g/cm^2 errechnen läßt. Diese Messung hat sich mit großer Annäherung als korrekt erwiesen, als das Stück gewogen und seine Ausmaße bekannt wurden, und auch zufolge der anschließenden Kontrollen der Reduktion [des Kette-Schuß-Verhältnisses]. Diese wurde an Diapositiven beobachtet, die in den anschließenden Wochen gemacht wurden.«
Der Laie fragt sich: Warum wurde erst in letzter Minute unter Zeitdruck das spezifische Gewicht festgestellt, obwohl seit November 1976 das Raes-Dreieck in Turin verfügbar war? Und er fragt sich weiter, woher die Vorbereitungskommission schon 1987 das spezifische Gewicht kannte, als sie vorausbestimmte, der 300 mg schwere Streifen müsse 10 × 70 mm groß sein? Der Laie wundert sich, daß Textilexperten wie Prof. Testore und Prof. Vial das spezifische Gewicht durch Zählen von Kett- und Schußfäden ermitteln wollen bei einem handgewebten Tuch, dessen Fäden derart kraß in der Stärke differieren wie beim Turiner Tuch (vgl. Foto S. 49).

29 Die päpstliche Unfehlbarkeit wurde damals wie folgt festgeschrieben: »Zur Ehre Gottes, unseres Heilandes, zur Erhöhung der katholischen Religion, zum Heil der christlichen Völker lehren und erklären wir endgültig als von Gott geoffenbarten Glau-

benssatz, in treuem Anschluß an die vom Anfang des christlichen Glaubens her erhaltene Überlieferung, unter Zustimmung des heiligen Konzils: Wenn der römische Bischof in höchster Lehrgewalt *(ex cathedra)* spricht, das heißt, wenn er seines Amts als Hirt und Lehrer *aller Christen* waltend in höchster, apostolischer Amtsgewalt endgültig entscheidet, eine Lehre über Glauben oder Sitten sei von der ganzen Kirche festzuhalten, so besitzt er aufgrund des göttlichen Beistandes, der *ihm im heiligen Petrus verheißen* ist, jene Unfehlbarkeit, mit der der göttliche Erlöser seine Kirche bei endgültigen Entscheidungen in Glaubens- und Sittenlehren ausgerüstet haben wollte. Diese endgültigen Entscheidungen des römischen Bischofs sind daher aus sich und nicht aufgrund der Zustimmung der Kirche unabänderlich (irreformabilis).

Wenn sich jemand – was Gott verhüte – herausnehmen sollte, dieser unserer endgültigen Entscheidung zu widersprechen, so sei er ausgeschlossen.« (Neuner-Roos, »Der Glaube der Kirche in den Urkunden der Lehrverkündigung«, S. 302 f.)

30 Wäre ich ein ehemaliger Dogmatikprofessor und jetzt für die Bewahrung der paulinischen und somit allein wahren Christologie und Soteriologie (Erlösungslehre) in der römisch-katholischen Kirche verantwortlich, dann würde ich, um den Papst weder durch eine grob-direkte Frage zu belasten noch durch eigenmächtiges Handeln zu hintergehen, so vorgehen: Nacheinander zwei private Pausengespräche, zuerst mit dem Papst, dann mit dem Turiner. Dem Papst sage ich beiläufig: Schlimm, was Pseudowissenschaftler heute wieder wie damals 1957 mit dem Grabtuch anstellen.»Nicht am Kreuz gestorben!« Schlimm, weil die Masse alles schluckt, was die Wissenschaft ihr vorkaut. Unsere Exegeten und Historiker glauben nicht an das Tuch. Gut wär's, wenn Wissenschaftler es testen und als Fälschung entlarven würden. Der Papst schweigt, lächelt und wechselt das Thema. – In einer Kaffeepause mit dem Turiner finde ich heraus, daß er dieser Reliquie noch kritischer gegenübersteht als der polnische Papst. Also brauche ich dem Kustode nur zu signalisieren, daß auch der Papst von einer wachsenden Sorge befreit würde, wenn... Und so käme der Stein ins Rollen; als *opus Dei; pro salute animarum*. Um moralische Regungen zu beschwichtigen, hat man scholastische Distinktionen und notfalls die monatliche Beichte, *sub sigillo*. – Aber das muß ich noch hinzufügen: Auch

wenn ich als vatikanische Autorität es soweit geschafft hätte, würde der Wurm da drinnen nicht aufhören, zu nagen. Eines Tages (und sei's ein jenseitiger Tag) müßte ich doch ausbrechen aus dem schützenden Kokon, den ich mit frommen Lügen aus mir heraus um mich herum gesponnen habe – um frei atmen zu können, um wieder Mensch zu werden.

31 In einer kurzen »Glaubensformel« hat Paulus im 1. Korintherbrief (15,3–5) überliefert:
»Christus ist für unsere Sünden gestorben
gemäß der Schrift [Wo steht das im AT?]
und er ist begraben worden.
Er ist am dritten Tag auferweckt worden
gemäß der Schrift [Wo steht das im AT?]
und erschien dem Kephas, dann den Zwölf.«

32 So lautet der Titel des Buches von Ricci: »Der Mann des Grabtuchs ist Jesus« (Rom 1969). Natürlich meint Ricci den als Sühneopfer gestorbenen Jesus.

33 Lk 20,38. – Ein kaum bedachtes religionsgeschichtliches Kuriosum: Während die gottlosen Heiden ringsum auf ein irgendwie zurechtgedachtes Wiederaufleben hofften, meinten die frommen Juden, insbesondere die als bibeltreue Fundamentalisten bekannten Sadduzäer, mit dem Tod sei alles vorbei. Die Grundlegung dieser »religio ohne Hoffnung«: Schon dem Adam und mit ihm seinem ganzen Geschlecht soll der Rächergott als Sündenstrafe auferlegt haben: ». . . und zum Staube mußt du zurückkehren«, d. h. ohne Wiederkehr! Das Echo dieser Hoffnungslosigkeit ist wahrzunehmen in den Psalmen 6 / 39 / 88 / 90 / 115: Jahwe kümmert sich nicht um Tote.
Jesus dagegen braucht keine Beweise für ein Wiederaufleben nach dem Tode, weil er den Schöpfer als mütterlich-liebenden Vater »erlebt«. Das Argument des Herzens ist einfach: Wer liebt, kann den Geliebten nicht fallenlassen. Oder gar wegwerfen.

34 Ansprache des Papstes bei der Generalaudienz am 25. Januar 1988, abgedruckt im *Osservatore Romano* vom 26. Januar 1988. Hier die entscheidenden Auszüge in der Übersetzung:
»In dieser Katechese halten wir uns die höchste Wahrheit unseres Glaubens an Christus vor Augen, die vom Neuen Testament dokumentiert, von den ersten Christen als zentrale Wahrheit geglaubt und gelebt, von der Tradition als grundlegend überliefert, von den wahren Christen nie vernachlässigt wurde und

heute als wesentlicher Teil des Ostergeheimnisses zusammen mit dem Kreuzestod vertieft, studiert und verkündet wird: Es ist die Auferstehung Christi. Tatsächlich sagt das Apostolische Glaubensbekenntnis von ihm: Am dritten Tage auferstanden von den Toten. Und das Nizäno-Konstantinopolitanische Glaubensbekenntnis erklärt: Er ist auferstanden am dritten Tage gemäß der Schrift ...

Jesus selbst nimmt nach der Auferstehung Kontakt auf mit den Jüngern zu dem Zweck, ihnen den Sinn für die Wirklichkeit zu geben und ihre Meinung oder Angst zu zerstreuen, daß es sich um einen ›Geist‹ handle und daß sie Opfer einer Illusion seien. Tatsächlich knüpft er mit ihnen direkte Beziehungen an, gerade durch das Antasten. So ist es bei Thomas, von dem wir zuvor berichtet haben, aber auch bei der im Lukasevangelium beschriebenen Begegnung, als Jesus zu den bestürzten Jüngern sagt: ›Faßt mich doch an und begreift: Kein Geist hat Fleisch und Knochen, wie ihr es bei mir seht‹ (24,39). Er lädt sie ein, selbst festzustellen, daß der auferstandene Leib, mit dem er vor ihnen erscheint, derselbe ist, der gemartert und gekreuzigt wurde. Aber dieser Leib besitzt gleichzeitig neue Eigenschaften: Er ist ›vergeistigt‹ und ›verherrlicht‹ worden und unterliegt deshalb nicht mehr den Begrenzungen, die für Lebewesen und damit für den menschlichen Leib gelten. Tatsächlich tritt Jesus in den Abendmahlssaal ein trotz der verschlossenen Türen, er erscheint und verschwindet wieder usw. Dieser Leib ist aber zugleich echt und wirklich. In seiner stofflichen Identität liegt der Beweis für die Auferstehung Christi. (. . .)

Alle diese miteinander übereinstimmenden Angaben im Text des Evangeliums beweisen die Tatsache der Auferstehung, die das Fundament des Glaubens der Apostel und des Zeugnisses ist, das im Mittelpunkt ihrer Verkündigung steht.«

35 Wie ein Minimum an Textilkunde erforderlich ist, um der Realität des Grabtuchs näher zu kommen, so auch ein Minimum an Textkunde, um die ursprüngliche Jesusüberlieferung unter den christologischen Verzierungen zu erkennen. Ich wünschte, alle Leser verstünden Griechisch und hätten den Urtext von Mt 26,64, Mk 14,62 und Lk 22,69 zum Vergleich so vor sich liegen wie unsere Probenfotos, damit sie selbst urteilen können. Weil das nicht möglich ist, muß ich Sie auf meine diesbezügliche Explikation in »Der wirkliche Jesus« verweisen. Hier möchte

ich Sie wenigstens auf die späteren Verzierungen und Verdrehungen dieses Schlüsselwortes in der Passionsgeschichte aufmerksam machen:

a) »Du hast das gesagt. Ich aber sage euch« ist bei Markus und Lukas wieder gestrichen. Folglich erscheint nunmehr als Antwort Jesu: Ja, ich bin der Messias. Mit diesem kleinen Trick ist die Aussageabsicht Jesu auf den Kopf gestellt!

b) »ab jetzt« ist bei Markus wieder gestrichen. Folglich kann sich das »Sehen« auf die Endzeit beziehen, wenn Jesus von den Wolken wieder herunterkommt, statt auf die jetzige Situation, die nächsten Stunden.

c) »Der Sohn des Menschen«. So hat sich Jesus zwar genannt, denn das meint in seiner aramäischen Muttersprache nichts anderes als »ein Mensch«, ein Kind des »Adam« wie alle Menschen, im Gegensatz zum mirakulösen »Übermenschen«, zu dem seine abergläubischen Fans ihn erhöhen wollten (auferstandener Johannes; vom Himmel gekommener Elija etc.). Aber christliche Theologen haben vom 1. bis zum 20. Jahrhundert aus dieser bewußt ernüchternden (und humorigen) Selbstbezeichnung Jesu genau das Gegenteil gemacht: Er habe sich für den mysteriösen »Menschensohn« aus der Danielapokalypse (Dan 7,13 f.) gehalten, der auf Wolken zum »Hochbetagten« gebracht wird und von ihm ewige Macht und Herrschaft über alle Völker erhält.

d) Deshalb wurde bei Matthäus und Markus hinzugefügt: »und kommend auf/mit den Wolken des Himmels«. Demnach hätte Jesus seinen Richtern feierlich erklärt: Ich bin wirklich der erwartete Messiasherrscher und irgendwann (vielleicht nach einigen Jahrtausenden, wenn ihr so lange lebt) werdet ihr schon »sehen«, was für eine Macht ich habe.

Entschuldigen Sie den langatmigen Exkurs! Wenigstens an einer wichtigen Stelle wollte ich zeigen, wie »vorsichtig« die Bibel zu lesen ist. Auch die Evangelien sind nicht einfach Wort Gottes, sondern Kampfgetümmel frühchristlicher Theologen. Es geht um die Frage, wer maßgebend ist: der historische oder der von Paulus erdachte Christus. Und wer die Bibel liest, um Gott zu finden, darf nicht aus der Zuschauerloge den Theologenstreit verfolgen. Er muß heruntersteigen in den Sand der Arena und Partei ergreifen. Für die

Wahrheit! Natürlich für die nackte; gegen jede vergoldete oder fromm verkrümmte.

36 Paulus verherrlicht das Leiden als gottgewollt, rühmt sich seiner Leiden und sehnt sich nach Leiden; literarisch. Aber Leidenssehnsucht ist nicht übernatürlich, sondern unnatürlich. Als derselbe Paulus in Jerusalem unter römischen Peitschenhieben verhört werden sollte, verhielt er sich wieder natürlich: Er berief sich auf sein römisches Bürgerrecht und ersparte sich so die Geißelung. (Apg 22, 24 ff.)

37 Ps 22,11 f.: »Du bist es, der mich aus dem Mutterleib gezogen. Ich bin dir zu eigen von Anbeginn.« Wer so zu seinem Schöpfer spricht, der weiß: In Wirklichkeit kannst du mich gar nicht verlassen. – Vers 30: »Meine Seele wird ihm leben.«

38 Jüdische und christliche Redeweise über den Messias lautet: »*der* (bevorzugte) Sohn *des* (nur einen) Gottes«; *ho hyòs tou theou*. Heiden kennen mehrere Götter, die mit Menschenfrauen Gott-Menschen zeugten. Insofern war Jesus für den römischen Hauptmann ähnlich wie Herkules »*ein* Sohn *eines* Gottes«.

39 Die Frauen fragten nicht: »Wird jemand uns den schweren Stein wegwälzen?«, sondern: »Wer wird kommen, ihn wegzuwälzen?« Josef selbst oder seine Leute oder Nikodemus? – Daß die Frauen zum Grab gehen, ohne zu wissen, daß ihnen starke Männer zu Hilfe kommen, wäre barer Unsinn.

40 Matthäus korrigiert diesen Auftrag an Petrus und die Jünger in 28,7 folgendermaßen: »Sagt seinen Jüngern [Petrus bleibt unerwähnt]: Er ist auferstanden von den Toten [eindeutig ein Leichenwunder!] und siehe, er [Jesus selbst] führt euch nach Galiläa; erst dort werdet ihr ihn sehen.« Man stelle sich das konkret vor: Ein mysteriöser Jesus geht vor ihnen her, um sie zu führen *(pro-agei)*, aber sie können ihn unterwegs nicht sehen, sondern erst am Ziel. Dies ist ein weiterer Beleg dafür, daß im Märchenland alles Denkbare auch machbar ist; müheloser als im Kinderparadies Disneyland, denn man braucht es nur zu schreiben, dann gilt es (wenn die Maßgebenden es in den Kanon aufnehmen) für Jahrhunderte als Heilige Schrift, somit als unfehlbares Wort Gottes. Auch im Zweifelsfall bleibt es doch gewissermaßen, sozusagen, eigentlich, in höherem Sinne irgendwie »richtig«.

41 Die katholisch-evangelische Einheitsübersetzung des Neuen Testaments stellt diese Szene so dar: »Da verließen sie das Grab und flohen; denn Schrecken und Entsetzen hatte sie gepackt.

Und sie sagten niemand etwas davon; denn sie fürchteten sich.« Punktum! Denn Mk 16,9–20 ist offenkundig ein späterer Nachtrag, weil man das Evangelium nicht so im Satz abgebrochen stehenlassen wollte. Aber Bibelleser, die zu denken wagen, fragen sich: Diese tapfersten Frauen im Gefolge Jesu, warum rennen sie jetzt wie aufgescheuchte Hühner davon? Was erschreckt sie denn jetzt, nachdem der Jungmann sie beruhigte und vernünftig mit ihnen redete? Vor wem oder was haben sie noch Angst, nachdem sie wissen, daß ihr geliebter Meister lebt?

Hinzu kommt diese einfältig-freche Kinderfrage: Herr Lehrer, woher wissen Sie oder weiß man überhaupt etwas von dieser Geschichte, wenn die drei Frauen keinem etwas weitersagten? Doch Theologen finden einen Ausweg, z. B. diesen: »Daß die Frauen niemandem etwas erzählen, steht im *gewollten Widerspruch* [Herr Lehrer, woher wissen Sie denn, was der Markus wollte? Ruhe!] zum Auftrag des *Engels;* [Herr Lehrer, warum sagen Sie jetzt Engel und nicht Jüngling?] die Erzähler können so das ›Evangelium der Urgemeinde‹ zum Abschluß bringen. Was jetzt noch zu erzählen wäre, gehört in die Geschichte ihrer Erzählgemeinschaft« [d. h. in die kirchliche Katechese. Herr Lehrer, woher weiß denn dann die Kirche? Ruhe! Ruhe!]. Dieser Text stammt aus dem »Evangelium der Urgemeinde« von R. Pesch, Freiburg 1984.

42 Wo in dem theologisch geprägten Johannesevangelium eine theologisch nichtssagende Notiz erscheint, ist mit einem historischen Relikt zu rechnen. In Jo 20,61 f. heißt es: »Petrus ging ins Grab hinein. Er sah die *othónia* (Leinenbinden) liegen und das *soudárion* (Schweißtuch), das auf seinem Kopf/Antlitz war. Es lag nicht mit den Leinenbinden zusammen, sondern getrennt davon, eingewickelt/zusammengefaltet an einer besonderen Stelle.« Warum macht der Evangelist soviel Aufhebens um das Sudarion, fragte ich mich und spann den Faden in Richtung Grabtuch weiter.

Dieses konnte man wie das legendäre Veronika-Tuch schon immer irrtümlich für ein Tuch zum Schweißabwischen halten. Aus zwei Gründen: a) Wenn es überhaupt aufbewahrt und zuverlässigen Freunden gezeigt wurde, dann vernünftigerweise zusammengefaltet, jedoch so, daß der beste Teil, das Antlitz, obenauf liegt; b) wer damals ohne unsere fototechnischen und physikalischen Untersuchungsmethoden das Originalbild betrachtete, konnte sich seine Entstehung nur als natürlichen Schweißabdruck erklären, seine Erhaltung auf dem Leinen jedoch nur als übernatürliches Wunder.

Stellen wir die Frage, was Petrus im Grab wirklich sah, vorerst ganz zurück und beachten nur die im Text auffällig betonten Momente: Es war ein Schweißtuch; es lag auf dem Antlitz; es war (wozu eigentlich?) ordentlich zusammengefaltet; es lag nicht bei den Wickelbinden, sondern wie »etwas Besonderes« an einem besonderen Platz. Merkwürdig! Nun bedenken wir einen anderen Text aus der Johannespassion: »Als sie aber zu Jesus kamen und sahen, daß er schon tot war, zerschlugen sie ihm die Gebeine nicht, sondern einer der Soldaten stieß mit der Lanze seine Seite an, und sogleich floß Blut und Wasser heraus. Und der, der es gesehen hat, hat es bezeugt, und sein Zeugnis ist wahr. Und er weiß, daß er Wahres berichtet, damit auch ihr glaubt. [Jetzt folgt johanneische Theologie:] Denn das ist geschehen, damit sich das Schriftwort erfülle: [1.] Man soll an ihm kein Gebein zerbrechen. [2.] Und ein anderes Schriftwort sagt: Sie werden auf den blikken, den sie durchbohrt haben.«

Auffallendes an diesem Text: a) Nur das 4. Evangelium und das Grabtuch bezeugen die durchaus ungewöhnliche Brustwunde des Gekreuzigten als historisches Faktum. b) Sehr eigenartig dieser eklatante Widerspruch zwischen Behauptung und Wirklichkeit: Kein Jünger war zugegen, als auf Golgatha die Kreuze abgeräumt wurden. Nur der Soldat, der die Lanze führte, konnte beobachten, wie Blut aus der Brustwunde Jesu floß. Woher nimmt dann der Evangelist die Kühnheit, zu behaupten, er habe es mit eigenen Augen gesehen, und dazu noch, auf die Wahrheit seiner Behauptung das Seelenheil seiner Leser zu gründen. »Er weiß, daß er Wahres berichtet, damit auch ihr [an Jesus] glaubt.«

Es gibt eine Lösung dieses psychologischen Rätsels: Wenn Sie selbst nach Turin fahren und dort die außerordentliche Chance genießen, das aufgerollte Grabtuch genau betrachten zu dürfen, können Sie zu Hause Ihren Freunden erklären: Ich habe das aus der Seitenwunde Jesu geflossene Blut und seine langen, nicht gebrochenen Schienbeine gesehen, obwohl ich nicht auf Golgatha dabei war. Aber wie konnte der Evangelist das Grabtuch sehen? Beachten wir den dritten, ebenso unhistorischen und vielleicht doch irgendwie wahren Bericht in der Johannespassion: »Als Jesus seine Mutter sah und bei ihr den Jünger, den er liebte, sagte er zu seiner Mutter: Frau, siehe, dein Sohn! Dann sagte er zu dem Jünger: Siehe, deine Mutter! Und von jener Stunde an nahm sie der Jünger auf in sein Eigentum.« Nun wage ich zu kombinieren, sage aber dem Leser klipp und klar, daß ich im folgenden nichts behaupte, obwohl ich der Einfachheit halber im Indikativ schreibe. Natürlich dürfen Sie meinen Rekonstruktionsversuch belächeln und verwerfen. Freilich, besser wär's, Sie würden ihn verbessern:

Die Voraussetzung: Das 4. Evangelium wurde um das Jahr 90 von einem gnostisch orientierten Theologen in Kleinasien redigiert. Sein Gewährsmann war ein Presbyter (hochbetagter) Johannes, der sich mit Recht als Lieblingsjünger Jesu verstand, insofern er Jesus von Herzen verehrte, sich von ihm geliebt wußte und wahrscheinlich seine Passion mystisch miterlebte; ähnlich wie Franz von Assisi oder Therese von Konnersreuth. Dieser Johannes konnte, ohne zu lügen, erzählen: Ich lag beim Letzten Abendmahl (im Geiste) an seiner Brust, voller Zorn auf Judas; ich stand mit Maria unter seinem Kreuz und weiß, daß er mir seine Mutter anvertraute; ich sah das zusammengefaltete Tuch und darauf den Schweißabdruck seines Gesichts; ich sah auch die blutende Seitenwunde (auf dem Tuch) . . .

Der historische Ablauf: Die Mutter Jesu erhielt als Erstberechtigte durch Josef von Arimathäa das Grabtuch. Natürlich verwahrte sie es heilig; faltete es so, daß man das Antlitz sehen konnte (wie es noch in Konstantinopel als Mandylion gezeigt wurde); aber Maria durfte es in einer wieder jesusfeindlich gewordenen Umgebung nur absolut zuverlässige Freunde sehen lassen. Maria wollte/mußte auswandern; nach Ephesus, wo es nach Paulus eine christliche Gemeinde gab. Der Lieblingsjünger und Presbyter Johannes »nahm sie in sein Haus auf«, das die Legende in Panagia Kapulü, 3 Kilometer südlich von Ephesus, lokalisiert. Dort konnte dieser Johannes das von Maria mitgebrachte Tuch entfaltet betrachten; wurde durch dessen Gute Botschaft angeregt, das vierte, die vorausgehende ergänzende *eu-angelion* zu schreiben Aber er durfte unter keinen Umständen die Existenz seines Kronzeugen »Grabtuch« preisgeben. Und das brachte ihn in große Not. Er konnte seine Zuhörer nur bestürmen, ihm doch zu glauben: Ich habe es gesehen. Mein Zeugnis ist wahr. Ich weiß es. Glaubt mir's; zu eurem Heil!

Dementsprechend schließt der Herausgeber mit dem Vermerk: »Dieser Jünger ist es, der all das bezeugt und aufgeschrieben hat. Wir [d. h. der Editor und sein Freundeskreis] wissen, daß sein Zeugnis wahr ist« (Jo 21,24).

Und wir Heutigen wissen, wenn wir nach dem Ereignis vom 21. April 1988 auf die turbulente Geschichte des Grabtuchs zurückblicken, zumindest dieses: Nur die strenge, oft schwierige Geheimhaltung dieses Zeugen oder der Irrtum über sein realistisches und darum unpassendes Zeugnis hat das Grabtuch Jesu vor dem Zugriff frommer Fanatiker bewahrt.

43 W. Schneemelcher, »Neutestamentliche Apokryphen. I. Evangelien«, 5. Aufl., Tübingen 1987, S. 147.

44 Mt 27,3–5 a: »Als Judas, der ihn überliefert hatte, sah, daß Jesus verurteilt war, empfand er anders [statt: dachte er anders; *metamélomai* statt *metanoéo!*] und brachte die dreißig Silberlinge den Oberpriestern und Senatoren zurück und sprach: Ich habe Unrecht getan, indem ich unschuldiges Blut euch auslieferte... Er warf die Silberlinge ins Tempelhaus.« Nachdem ich mich von exegetischen Denkschablonen löste, merkte ich, wie sinnwidrig es war, aus diesem Text »Judasreue = falsche Reue« abzuleiten.

45 Nach Mt 27,5 b »ging Judas hin und erhängte sich«. Nach Apg 1,18 »stürzte er kopfüber, barst mitten entzwei, und alle seine Eingeweide traten heraus«. So werden Gegner verunglimpft, indem man ihnen posthum die Todesart andichtet, die man ihnen wünscht. Erschütternd ist zu beobachten, wie weit weg die Evangelisten von der Grundintention Jesu waren, wenn sie solche Haßtiraden gegen einen irrenden und wieder umkehrenden Mitjünger ersannen und propagierten. Ihr Abweg vom Ethos Jesu, für den ich genügend Beispiele bringen könnte, ist viel verhängnisvoller als ihre Irrtümer aus Aberglaube.

46 »Verschlossene Türen«. Wenn Jesus glorreich, und das heißt: nicht mehr schlagbar oder zu töten, vom Tode auferstand, war es doch Unsinn, »aus Angst vor den Juden die Türen zu verschließen«, statt seine glorreiche Auferstehung sofort aller Welt publik zu machen. Wenn aber die Angst vor ungebetenen Gästen bei den Treffen der Jünger mit Jesus begründet war, weil er als ein »nicht vollständig hingerichteter« Staatsverbrecher sich gegen Spitzel absichern mußte, gab es zwei Arten, durch verschlossene Türen in die Versammlung zu kommen: Man entmate-

rialisiert seinen Körper, durchdringt das Holz und drinnen rematerialisiert man sich wieder. Die andere Methode ist einfacher: Man klopft an und auf die Frage von innen: Wer da?, sagt man nur: Ich bin's, dann wird der Riegel zurückgeschoben.

47 »Wer glaubt und sich taufen läßt, wird gerettet«, ist in allen mir bekannten Übersetzungen zu lesen. Aber so konnte es nicht aus dem Munde Jesu kommen. Denn *pistis* im Sinne Jesu meint immer: ungebrochen einfaches Vertrauen zu Gott, genauer: in die Liebe und Kraft des Abba. – Zur Taufe: Obwohl selber von Johannes getauft, wollte Jesus später den Taufritus nicht praktizieren (Jo 4,2). Denn er lehnte jede kultische Reinigung als Ersatz für die Reinheit der Intention des Herzens schroff ab (Mk 8,14–23). Aber als »Taufe« bezeichnete er auch das Hinabgetauchtwerden ins tiefste Leiden, das er selber vor sich sah und vor dem ihm bangte (Lk 12,50; Mk 10,38 f.). Demnach besagt das Jesuswort: Wer Gott vertraut (wie ich) und doch so tief hinabgetaucht wird (wie ich), braucht keine Angst zu haben, denn Gott bringt ihn wieder hoch.

48 »Wer aber nicht glaubt, wird verdammt«, so tönt's schon in den Ohren der Konfirmanden und Erstkommunikanten. Aber es ist eine Gotteslästerung. Denn der wirkliche Gott, den Jesus erlebte und verkündete, der mütterliche Vater, der sein verlorenes Kind sucht, bis er es findet (und nicht, bis er die Geduld verliert!), kann gar keinen Menschen »verdammen«, d. h. in eine ewige Hölle stoßen, aus der er nie mehr umkehren kann. Diese Teufelei haben »besonders fromme« Christen, voran der Autor der »Geheimen Offenbarung«, den Unfrommen gewünscht und deshalb als Wort Gottes verkündet. – Dagegen besteht die Gefahr, daß der Mensch den Raum des Vertrauens und Schenkens verläßt und statt dessen auf seine Gerechtigkeit pocht und sein Recht gnadenlos fordert: »Bezahle, was du mir schuldig bist!« Ein solcher kann keine Rettung durch Güte erfahren. Er muß von Gott ebenso kalt-gerecht »abgeurteilt« werden *(katakrino)*. Davor warnt das Jesuswort.

49 Das bedeutet: Ihr braucht euch nicht um Wunderbeweise zu bemühen, denn sie laufen euch nach. Wer ohne innere Brechung dem Schöpfer vertraut, der läuft durch seine Schöpfung wie das Kind durch Vaters Garten.

50 »In neuen Sprachen reden«: Es geht nicht um fremde, d. h. unverständliche Sprachen, wie bei der Glossolalie in paulinischen

Gemeinden, sondern um »neue«, die geeignet sind für die neue Botschaft an jedes Geschöpf. Weil diese lautet »Dein Schöpfer liebt dich«, sind die neuen Sprachen nichts anderes als überzeugende Gesten der Güte. Die werden ohne Wörterbuch von wildfremden Menschen, sogar von Tieren und Pflanzen verstanden.

51 »Schlangen«, das können in der Tat furchterregende Tiere sein, die der Mensch als König der Schöpfung glaubt, in seinem Angsthaß niedertreten oder ausrotten zu sollen. Ebenso können böse Menschen gemeint sein, denen wir durch unsere Vergebungs- und Hilfsbereitschaft eine bessere Chance zur Umkehr und seelischen Gesundung anbieten.

52 »Todbringendes« trinken: Auch diese Verheißung hat wie das Aufheben der Schlangen nichts zu tun mit den Mirakeln, die Feuerschlucker und Fakire vorführen, denn sie steht wie alle »Zeichen« unter der Vorbedingung: Wer dem Schöpfer vertraut, braucht nichts zu konstruieren, dem »ergibt sich's von selbst«. »Todbringendes« trinken, essen, atmen wir ständig, nämlich Krankheitskeime. Doch ob sie zu Krankheiten und ob diese zum Tode führen, entscheidet das Kräfteverhältnis zwischen dem todbringenden Potential und dem vitalen im Menschen. Ungebrochenes Vertrauen zum guten Schöpfer gibt natürliches Selbstvertrauen und somit psychophysische Lebenskraft, die herankommende Krankheiten abwehrt, denen der Ängstliche und Hoffnungslose viel leichter erliegt. Nichts Mirakulöses!

53 Apg 9,7: »Seine Begleiter hörten zwar die Stimme, sahen aber nichts.« Apg 22,9: »Meine Begleiter sahen zwar das Licht. Die Stimme dessen aber, der zu mir sprach, hörten sie nicht.« Apg 26,13 f.: »Ich sah ein Licht, das mich und meine Begleiter umstrahlte . . . Wir alle stürzten zu Boden.«

54 Die KRAFT Jesu in seinem Jünger Stephanus. Zu Tode gesteinigt, betete er: »Herr, rechne ihnen diese Sünde nicht an!« Der Vergleich Stephanus–Paulus ist religionspsychologisch instruktiv. Er zeigt, daß höchste Begeisterung für einen gedachten Christus und Liebe zu Gleichgesinnten sich im selben Herzen vereinen können mit fanatischem Haß auf Andersdenkende. Paulus beschließt seinen ersten Korintherbrief so: »Wer den Herrn nicht liebt, der sei verflucht! *Marána tha!* Unser Herr, komm doch! . . . Meine Liebe ist mit euch allen in Christus Jesus.«

55 Apg 9,17; 22,13

56 Was »Orientierung an der Intention des Schöpfers« bedeutet:
1. Der Ton in der Hand des Töpfers kann nur werden, was der
Meister daraus macht. 2. Das Küken im Taubenei kann nur zur
Taube reifen, nie zum Geier. 3. Der Mensch, als Egoist geboren,
kann und soll, aber muß nicht zur Gottähnlichkeit reifen: zur
Grundhaltung »Liebe«. Er muß nicht, weil er, auch als religiöser
Mensch, einen zu ihm passenden Gott erdenken und verehren
kann, z. B. einen raubtierhaften, sogar teuflischen.

57 »Uns« bedeutete im Umfeld Jesu: »uns Kinder Israels«; heute
kann es bedeuten: »uns Katholiken«, »uns Christen«, »uns Deutsche«, »uns anständige Menschen«.

58 Es wäre möglich, daß dieser »Kriminalfall Golgatha« zufällig
einem jüdischen Theologen in die Hände fällt, der zornig wird,
weil er hier Antijudaismus wittert. Ein arges, gleichwohl ver-
ständliches Mißverständnis! Das würde mich genauso schmer-
zen wie den Juden. Darum möchte ich mich am liebsten mit
einem solchen Kritiker an einen Tisch setzen und ihm in Ruhe
zeigen, wie ich sowohl im Neuen Testament wie schon im Alten
Testament zwei gegensätzliche Gottesbilder vermischt sehe.
Zwei Gottesbilder, die wir endlich gemeinsam gewissenhaft ent-
mischen sollten. Möchte ihm zeigen, wie wir beide eigentlich in
derselben alten Schutz- und Trutzburg gefangen sitzen: wir
Katholiken in unserer Unfehlbarkeit und ihr Juden in eurer Auserwählung. Möchte ihn bitten, mitzuhelfen beim Ausbruch ins
Freie, wo echte »Bewegung auf Gott hin« möglich wird; wo wir
miteinander arglos über uns selber lachen könnten.

59 Zu a) Röm 9,10–24: Gott ist so souverän wie ein Töpfer. Er kann
und darf aus seinem Ton herstellen, was er will. Er kann und darf
mit seinen hergestellten Gefäßen machen, was er will. »Gott, der
seinen Zorn zeigen und seine Macht beweisen wollte, hat die zur
Vernichtung bestimmten Gefäße des Zorns lange genug ertragen ... uns aber hat er zur Herrlichkeit vorherbestimmt.«
Zu b) Phil 2,6 f.: Christus hatte im Himmel die *morphè* (Maske)
eines Gottes, aber er kam herunter und nahm die *morphè* eines
Knechtes an, wurde gestaltgleich mit Menschen.
Zu c) Gal 1,8 f.: Wer etwas anderes als mein Evangelium lehrt,
»der sei verflucht«, d. h. der kommt in die Hölle.

60 Lesen Sie selber nach, wie grob Jesus über die Heuchelei kul-
tisch-sakramentaler Reinigung redet: Mk 7,18 f.

61 Lk 5,39
62 Mt 6,1; 6.16–18
63 Mt 15,14
64 Mk 3,4 f.
65 Freilich, völlig ahnungslos ist er längst nicht mehr, zumindest seit ein Journalist ihm erklärte, daß »sich neuerdings einige Unklarheiten herauskristallisierten« (»La Datazione della Sindone«, Cagliari 1990).
66 Lk 22,32 lautet: »Ich aber habe für dich, Petrus, gebetet, daß dein Gottvertrauen nicht aufhört. Und du, nachdem du dich umgewendet hast, stütze deine Brüder!« Entsprechend dem Kontext V. 31–34 und dem Verhalten des Petrus bedeutet *epistrépho* hier: Umkehr von der Selbstsicherheit zum Gottvertrauen.
67 Gewonnen wäre, daß das Grabtuch vor aller Welt zweifelsfrei als echt nachgewiesen wird. Denn bis dahin ist es jedem, der die historischen Aussagen dieses Tuches fürchten muß, immer noch möglich, es als unsicheren Zeugen hinzustellen. Und das würde schon genügen, es zu »entmündigen«. Papst Johannes Paul II. wurde laut »La Datazione della Sindone« von drei Journalisten befragt, was er nach dem Carbontest vom Grabtuch hält. Er verteidigte es als »Reliquie«. Aber es gibt auch »sekundäre Reliquien« (Brandeum), die irgendwie mit primären in Berührung kamen (oder gekommen sein sollen). Auf die bohrende Frage des dritten Journalisten: »Glauben Sie, daß das Tuch den Körper Jesu umhüllte?« antwortete der Papst: »Das Problem der Authentizität *muß wissenschaftlichen Untersuchungen zufolge als ungelöst betrachtet werden.*«
Diese Antwort ist positiv zu werten angesichts des vorausgegangenen Urteils der Tester, das Tuch sei unecht und das Problem somit gelöst. Aber: Solange das Tuch als »vielleicht sekundäre Reliquie« gilt, hat es keinerlei Wert als historisches Dokument. Wenn der Papst jetzt, nachdem er sich von der Ungültigkeit des Tests von 1988 selbst überzeugen kann, weiterhin »das Problem ungelöst« ließe, dann wüßte die Welt, daß er diese Unsicherheit und somit die Wertlosigkeit des Grabtuchs *will.* Und man müßte sich fragen, warum. Deshalb ist anzunehmen, daß er bald eine korrekte Datierung veranlassen wird.
Die Glaubwürdigkeit der Datierung würde wohl am besten gewährleistet durch eine Art »Triumvirat«, ein demokratisch

funktionierendes Dreimännerkollegium, wie es die Römer zur Lösung akuter Staatskrisen (z. B. 43–42 v.Chr.) schufen. Hauptverantwortlich bleibt dabei der Papst, nicht nur als juridischer Eigentümer, sondern vor allem als *der* Seelsorger der katholischen Christenheit. Er würde drei Personen ermächtigen, die Datierung zu planen und ständig zu kontrollieren. Nur einen davon benennt er selbst (wahrscheinlich den Kustoden des Grabtuchs bzw. dessen Vertrauensmann). Den zweiten läßt er von »Grabtuchfreunden« wählen. (Das Centro Internazionale di Sindonolgia hat Kontakt zu den 18 Forschungszentren in aller Welt.) Den dritten wählt die »kritische Welt«, weil sie das Recht hat, die ganze Wahrheit über dieses Tuch zu erfahren (als deren Vertreter könnte wieder das British Museum fungieren). Alles weitere würde man unbesorgt abwarten, wenn nur feststeht, a) daß »die Drei« (auch der Dritte!) völlig gleiche Vollmacht haben bei der Kontrolle der künftigen Grabtuchdatierung; b) daß sie das Vertrauen der Mehrheit genießen; c) daß sie zu konstruktiver Zusammenarbeit bereit sind.

68 Das ist nach Jo 21,15-17 genau die dreimalige Testfrage an Petrus, bevor Jesus ihm den Fürsorgedienst in seiner Jüngergemeinde anvertraute: »Simon, Sohn des Johannes, liebst du MICH?« – oder liebst du noch DEIN Christusbild? Denn in jenem harten Streit, »WER ich bin«, (Mk 8,29-33) hatte Jesus ihm vorgehalten: »Du erstrebst nicht, was Gott will, sondern was Menschen [von einem Messias] erwarten!« *Opiso MOU!* heißt: Hinter MICH!

69 »Zorn verraucht«: Um hier kein Mißverständnis aufkommen zu lassen: Wer mit Osterfeuern umging, weiß, daß der Abzug der Rauchschwaden nicht das Erlöschen des Feuers signalisieren muß.

70 H. Kersten / E. R. Gruber, »Das Jesus Komplott«, München 1992. Holger Kersten hat seit 1988 in Italien, Frankreich, England und der Schweiz eifrig recherchiert. Er kommt auf anderen Wegen zu fast gleichen Ergebnissen wie ich. Besonders seine persönlichen Begegnungen geben dem Leser Einblicke in den dunklen Hintergrund des Kriminalfalls Turin.

71 Über die Wertung Jesu im Koran informiert umfassend und leicht verständlich Ludwig Hagemann in »Propheten – Zeugen des Glaubens. Koranische und biblische Deutungen«, Graz 1985.

Nachbemerkung zu den Bildern

Das mag unüblich sein wie unser »Kriminalfall«, ist aber nichts Kriminelles. Nachdem das schwierige Manuskript endlich »stand«, bat ich den Verlag, es möglichst bald »laufen«zulassen. Der spezifische Grund ist in Kap. 10 dargelegt. Seine Alarmwirkung soll verhindern helfen, daß dieses Grabtuch auf andere Weise mundtot gemacht wird.
Der Verlag bemühte sich um das Copyright der Bilder. Aber die »Eigentümer« jener Fotos, die für den Nachweis der Probenvertauschung unverzichtbar sind, reagierten nicht. Einer droht mir sogar mit einem Gerichtsverfahren.
In diesem Kriminalfall halten Verlag und Autor es für notwendig und deshalb für verantwortbar, mit der Buchveröffentlichung nicht zu warten, bis sämtliche Fotoeigentümer dies erlauben. Daß jedoch alle, die ihren Anspruch auf das übliche Copyrightentgelt beim Verlag anmelden, korrekt bedient werden, ist selbstverständlich.
Freilich wäre es amüsanter, wenn ich an dieser Stelle erzählen könnte, wie ich die wichtigsten Fotos gestohlen habe. Leider kann ich mit solch werbewirksamer Story nicht aufwarten, denn ein Freund (ein Religionslehrer, der sie auch nicht gestohlen hat) überließ sie mir. – Entscheidend und notwendig ist aber, daß ich den Lesern und insbesondere meinen zu erwartenden Kritikern, die hier eine letztmögliche Ausflucht suchen, in aller Form erkläre:
Die Fotos, mit denen ich die Probenvertauschung nachgewiesen habe, sind echt und wurden nicht manipuliert. Das weiß ich und kann es beweisen. Karl Herbst

Postskriptum an alte Freunde, besonders im Klerus

Im Leipziger Freundeskreis konnte ich den Entwurf zu diesem Buch besprechen. Da tauchten auch kritische Fragen auf, die es wert sind, mit allen bedacht zu werden:

① »Ist dir das Grabtuch so wichtig, daß du deswegen die Arbeit an der ›Minibibel‹ zurückstellst?« (So nenne ich scherzhaft das Projekt, mit Laien die Evangelien von Christologie zu reinigen.) – Ich sage: ja, weil es wenig nützt, Leser zu informieren, was Jesus laut bereinigtem Bibeltext wirklich getan und gesagt hat, solange sie ihn für ein Wunderwesen halten müssen. Daß er nur ein ganz redlicher Mensch war, ein Bergsteiger ohne Flügel, dem unsereiner hinterherkraxeln kann, das beweist kein Schrifttext, weil alles Geschriebene auch erdacht sein kann. Das beweisen nur die Blutspuren auf seinem Grabtuch, die wir heute exakt untersuchen können, um realistische Folgerungen daraus zu ziehen. Also: Erst Schluß mit der Inflation hochflatternder, frommer Ideen, dann wird redliche Rück-Bindung des Menschen an den Schöpfer möglich und somit Wieder-Einbindung in seine Schöpfung.

② »Fürchtest du nicht, daß du mit diesem Buch auch Verwirrung stiftest und vielleicht zuviel kaputtmachst?« – Heute tu ich, was ich heute kann und soll: Erkannte Wahrheit heraussagen, um sie prüfen zu lassen (nicht, um sie anderen zu diktieren). Was morgen daraus wird, weiß ich nicht. Vielleicht nichts, wenn es den Verantwortlichen wieder gelingt, die Sache totzuschweigen oder wenigstens im Nebel des Ungewissen stehenzulassen; so wie damals: »Sie aber schwiegen« (Mk 3,4–6). Vielleicht Verwirrung bei einigen. Vielleicht Entwirrung und Befreiung bei anderen. Aber sicher bewirkt ein Anstoß, die Wahrheit zu suchen, kein Unheil. Ob die Wahrheitssuche der *heutigen* Menschheit die alten Kirchen wieder füllt oder leert oder sie verändert, kann niemand voraussagen. Denn das liegt letztlich am Mut der Verantwortlichen, sich aus dem Panzer der Unfehlbarkeit zu lösen, um bescheiden und vertrauend Mitsuchende zu werden. Ich bleibe Optimist. – Was aber unsere Sorgen um morgen betrifft, Freunde, so erinnere ich euch nur an die humorige Dichtung Jesu von dem Sämann, der seine Körner aufs Feld wirft und dann seelenruhig schläft, statt zu »machen«, daß sie auch richtig hochkommen. Denn ein Bauer weiß noch, daß unverdorbener Ackerboden (unverkrampftes Menschenherz) »aus sich selbst heraus Frucht bringt« (Mk 4,28). Solch leichter Sinn wächst aus dem Vertrauen in einen guten Schöpfer, der selber seinen Geschöpfen vertraut. Und diesen Leicht-Sinn unseres Meisters, zu dem wir wie Magdalena Rabbuni sagen dürfen, wünsche ich mir und euch und allen Lesern einschließlich der Kritiker.

③ Ein Freund, aktiver Pfarrer zweier Stadtgemeinden, stieß mich an: »Gut, was du sagst. Aber ›wie sag' ich's meinem Kinde?‹ Wie kann ein Kleriker in dieser Kirche die ungewohnte Wahrheit sagen? Den Heutigen und Gestrigen zugleich? Und den Oberen?« – Peinliche Frage für einen Ruheständler, denn was ich meinem Mitbruder noch theoretisch dozieren könnte, weiß er schon; z. B. daß es möglich ist, dem Bergführer Jesus in Tuchfühlung hinterherzukraxeln. Also schwieg ich erst, statt wie Hiobs Freunde klug zu klappern. Aber dann erreichte ich doch noch den Gipfel meiner Altersweisheit mit diesem freundschaftlich-kräftigen Gegenstoß:

»Probier's, Peter – nur heute!«

Joseph Kardinal Ratzinger,

Präfekt der Glaubenskongregation, erhält im Juli 1992 die
beiden ersten Exemplare dieses Buches mit der Bitte, die
darin geäußerte Sorge zu besprechen mit dem Eigentümer
des Grabtuches,

Papst Johannes Paul II.

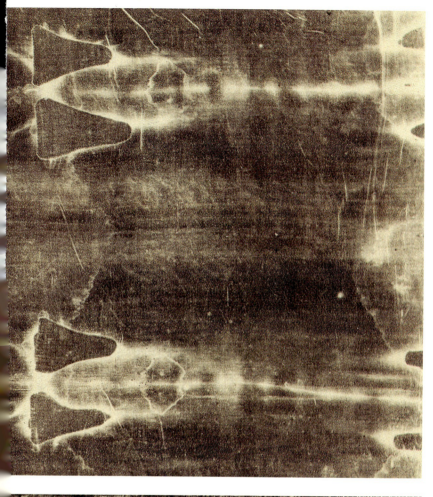
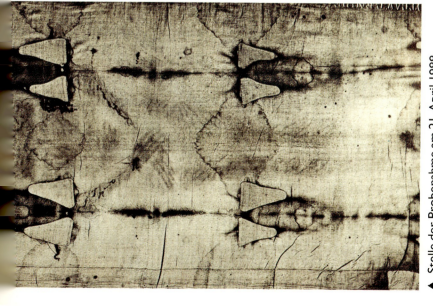

▲ Stelle der Probenahme am 21. April 1988

3
Der ganze Ausschnitt (schon umnäht) – die Falte setzt sich auf dem Futtertuch fort. Die Ausmaße nach der Skala sind ca. 22 × 81 mm

4
Der Anschnitt erfolgte etwas schräg; über dem Spitzfaden 2

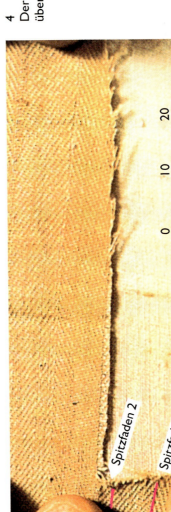

Spitzfaden 2

Spitzfaden I

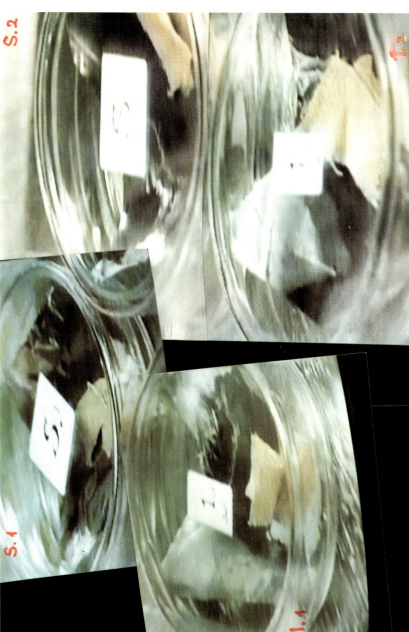

10
Die Glasschalen mit den
Proben vom Grabtuch,
21. April 1988